ulmer

Josephine Awan

Parfüm

aus ätherischen Ölen

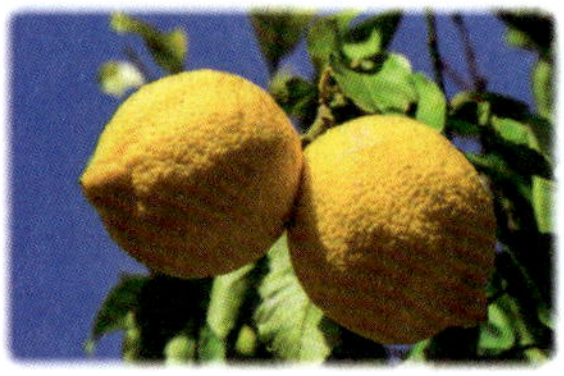
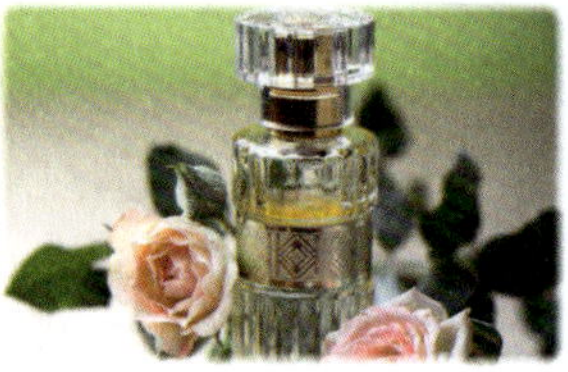
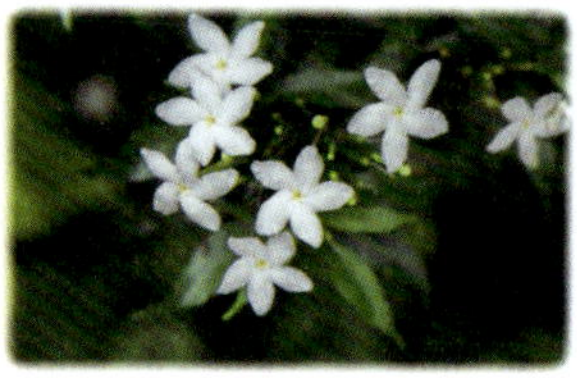

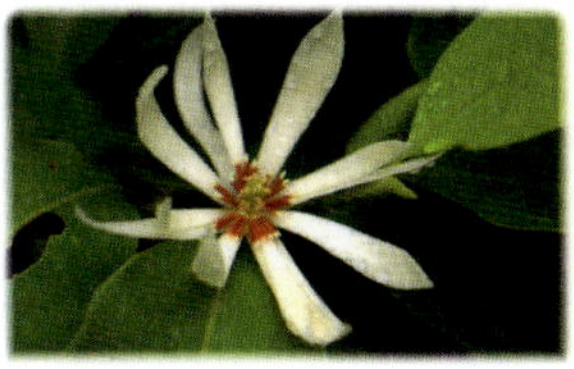
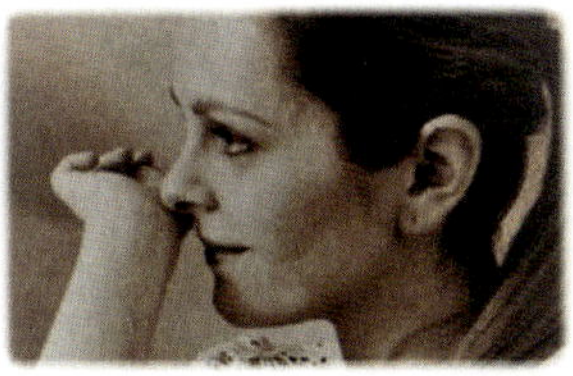
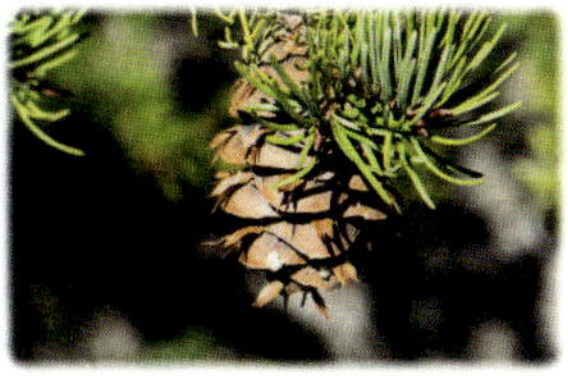

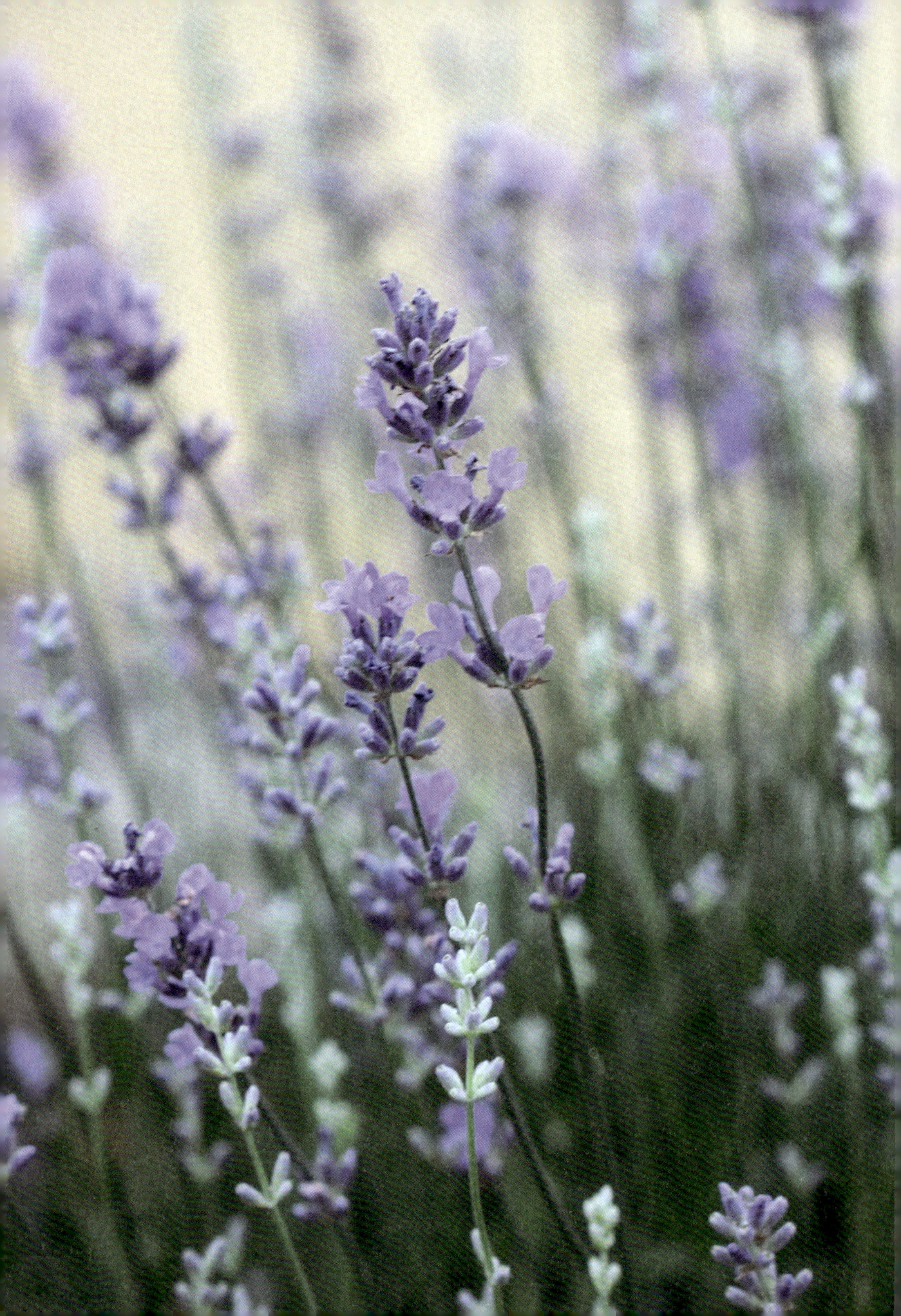

Einleitung

„Suche in den Düften der Blüten und Früchte die Heiterkeit des Geistes und die Freude am Dasein".

~ Wang Wei Dichter der Tang Dynastie ~

Bis ins 19. Jahrhundert waren natürliche Düfte der wichtigste Bestandteil eines Parfums. Seit der technischen Möglichkeit, Duftstoffe im Labor zu isolieren und künstlich herzustellen, bietet die kommerzielle Parfumindustrie jedoch überwiegend synthetische Duftkreationen an. Sie zeichnen sich durch eine lang anhaltende und hohe Duftintensität aus und können preisgünstig hergestellt werden.

Nur – wo liegt darin der Wert für unser Wohlbefinden? Als Elixier und Balsam für Körper und Seele eignen sich synthetische Duftstoffe kaum, und immer mehr Menschen empfinden sie, ob im Büro oder in öffentlichen Räumen, als aufdringlich.

So ist es nicht verwunderlich, dass der Trend zu naturbelassenen Pflegeprodukten sowie das Bedürfnis, sich mit natürlichen Düften zu umgeben, weiter wächst. Einhergehend verändert ein bewusster Lebensstil zusehends das Verhalten der Verbraucher. Umweltschutz, Tierschutz, Fair Trade, biologische Anbaumethoden, viele Menschen leben heute verantwortungsbewusst und setzen sich für den Erhalt unserer Umwelt und für Naturprodukte ein.

Im Vergleich zu synthetischen Düften ist ein Parfum aus natürlichen pflanzlichen Duftstoffen immer ein ganzheitliches Dufterlebnis. Warum das so ist, versuche ich in den nächsten Kapiteln darzulegen.

Mit diesem Buch möchte ich meiner Leidenschaft für die Naturparfümerie Ausdruck geben und meine Begeisterung mit Ihnen teilen. Folgend werde ich Ihnen zeigen, wie Sie eigene Naturparfums aus natürlichen Essenzen komponieren können, und ich versichere Ihnen – es ist leicht zu erlernen und berei-

tet große Freude. Dem eigenen Experimentieren und der „duftenden“ Kreativität sind kaum Grenzen gesetzt.
Wie ein Maler sich seiner bunten Farbpalette bedient, um seinem Bild Ausdruck zu verleihen, so stehen uns in der Naturparfümerie viele unterschiedliche Naturdüfte zur Verfügung: frische, fruchtige, blumige, sinnliche, orientalische und viele weitere Duftnuancen.

Mögen Sie anhand dieses Buches Inspiration für Ihre persönlichen Duftkreationen erhalten und die Freude und Wohltat spüren, die der Umgang mit natürlichen Duftstoffen bereitet.

Ihre
Josephine Awan

Lichtenau, Juli 2025

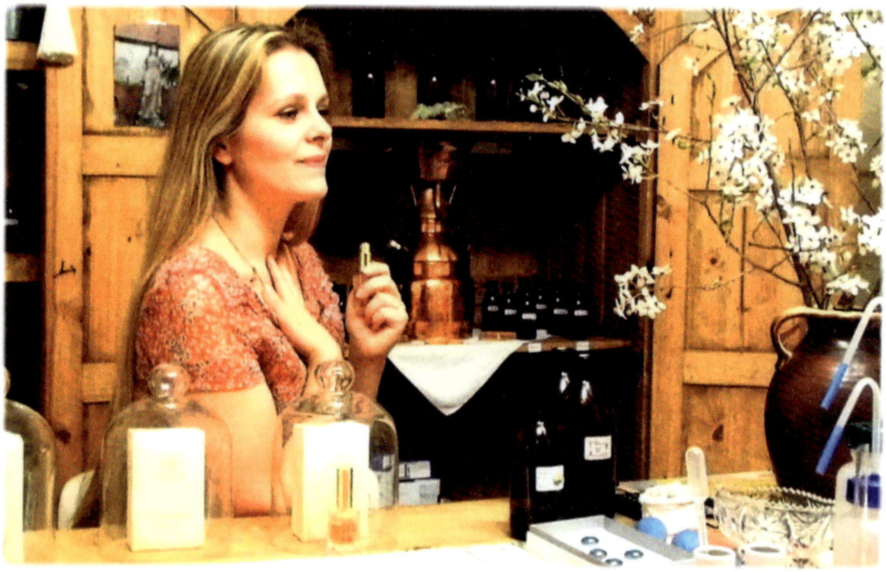

Pflanzendüfte

„Dann wäre spurlos mit der Blüthen Fall
des Sommers Angedenken eingegruftet,
umschlösse nicht ein Kerker aus Krystall
als Elixier, was in der Blüte duftet.
So schwindet zwar, indem die Welt vereis`t
der Blume Form, doch lebt der Blumengeist."

• *Shakespeare* •

Seit Menschengedenken üben Pflanzendüfte einen Zauber auf uns aus. Sie wirken auf Körper, Geist und Seele und drücken auf subtile Weise aus, was wir nur schwer mit Worten niederschreiben oder aussprechen können.

Düfte werden aus den unterschiedlichsten Pflanzen dieser Erde gewonnen. Sie entführen uns in aller Herren Länder und lassen Bilder von gleißender Sonne, regenfeuchten Wäldern und farbenfrohen Bergwiesen in uns entstehen. Düfte sind flüchtiger Natur, für unser menschliches Auge unsichtbar und dennoch hinterlassen sie einen tiefen Eindruck.

Zur Herstellung von Naturparfüms sind reine ätherische Öle die duftgebenden Rohstoffe. Sie lagern in Form von winzigen Öltröpfchen in der Pflanze. Es gibt unzählige Arten von Blüten, Blättern, Früchten, Samen, Wurzeln, Hölzern und Harzen, aus denen kostbare Düfte gewonnen werden. Mehr als 300 Pflanzendüfte stehen der Naturparfümerie zur Verfügung.

Innerhalb der gesamten Palette der ätherischen Öle gibt es viele verschiedene Duftrichtungen. Jedes ätherische Öl einer Pflanze, ja sogar eines Pflanzenteils, hat sein eigenes Duftprofil. So, wie die Aromen eines Weines, kann auch der Duft einer Pflanze, je nach Standort und Jahrgang, unterschiedlich ausfallen.

Manche Düfte entfalten ihre Intensität erst nach längerer Reifung und gewinnen dadurch an Qualität (zum Beispiel bei Vetiver).

Es gibt auch Düfte, die erst nach Trocknung oder Lagerung des geernteten Pflanzenguts entstehen. Manchmal bedarf es eines aufwendigen Fermentationsprozesses, damit die Pflanze ihren kostbaren Duft zu erkennen gibt. In ganz besonderen Fällen entsteht der begehrte Duft erst durch die Zugabe von Schimmelpilzen (zum Beispiel bei Adlerholz).

Natürliche pflanzliche Düfte schenken uns jedoch mehr als nur Wohlgeruch. Wie wir aus der Aromatherapie wissen, haben sie vielfältige Heilwirkungen, können Erinnerungen wachrufen und Emotionen positiv beeinflussen.

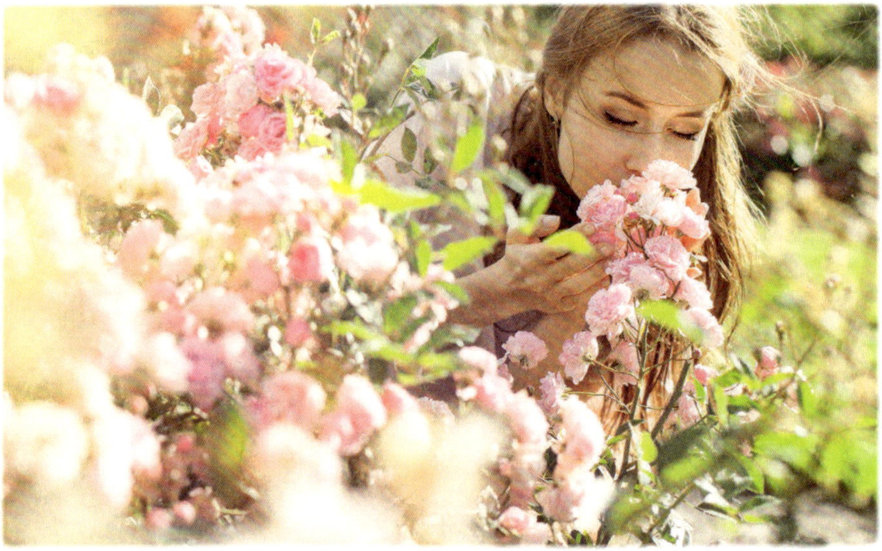

Physiologie und Funktion des Riechens

Der Geruchssinn ist ein sehr komplexer und noch nicht völlig erforschter Sinn. Das Besondere ist, dass Duftinformationen sehr schnell und nahezu ungefiltert in unser Gehirn vordringen können und unmittelbar eine subjektive Empfindung auslösen. Der Geruchssinn schützt uns vor Gefahren und erhöht unsere Lebensqualität.

In der ersten Phase des Kontaktes mit einem bestimmten Geruch nehmen wir das ankommende Duftsignal nur grob wahr und dies ohne jede Einschätzung oder Bewertung. In der zweiten Phase findet dann die konkrete Geruchswahrnehmung statt. Das ist der Moment, in dem das ausgelöste Empfinden dem Menschen bewusst wird. Als dritte Phase folgt die Identifizierung eines Geruches. Sie erfolgt durch Erinnerung und ist an bestimmte Erlebnisse und Erfahrungen mit Duftreizen geknüpft. Die vierte und letzte Phase des Riechprozesses ist die Differenzierung. Wir analysieren den Duft in dieser Phase ganz bewusst und beurteilen ihn als gut, unangenehm oder neutral.

Aber was geschieht genau, wenn wir einen Duft wahrnehmen? Duftmoleküle erreichen uns und gelangen mit dem Luftstrom in unsere Nase. In der Nasenmuschel, im oberen Teil der Nasenhöhle, liegt die Riechschleimhaut. Erstaunlich ist, dass dort auf einer Fläche von 3–5 qcm, 10 bis 30 Millionen Riechzellen liegen und ein so kleiner Bereich im Körper mit solch einer großen Menge an spezialisierten Zellen ausgestattet ist. Sie haben nur eine Lebensdauer von wenigen Wochen und werden ständig neu gebildet.

Auf den Riechzellen befinden sich jeweils fünf bis zwanzig Riechhärchen (Zilien). Auf jedem dieser Härchen sitzen circa 350 Geruchsrezeptoren. Ausgestattet mit bis zu 80 Millionen dieser Härchen, bilden sie ein hervorragendes, von der Natur ausgeklügeltes System, um alle ankommenden Duftmoleküle in Empfang zu nehmen.

Die ankommenden Duftreize werden durch die Nervenzellen in elektrische Signale umgewandelt und an Riechnerven weitergeleitet. Diese gelangen gebündelt durch die Siebplatte des Siebbeins zum Riechkolben, der darüber in der Schädelhöhle liegt. Von hieraus werden die ankommenden Reize in das limbische System unseres Gehirns weitergeleitet. Das limbische System besteht aus verschiedenen Komponenten, ist bei allen Säugetieren vorhanden und gilt als die Zentrale für Emotionen. Es ist ein Teil unseres Stammhirns, dem ältesten Gehirnteil. Das jüngere Großhirn sitzt kronenartig darüber.

Duftmoleküle kommen als elektrischer Impuls im limbischen System an. Hier findet zunächst die unbewusste Riechwahrnehmung statt. Die bewusste Riechwahrnehmung folgt dann in den Frontallappen des Großhirns.

Erstaunlich ist, dass auch bei uns Menschen die Partnerwahl häufig unbewusst aufgrund des individuellen Körpergeruches stattfindet. Jeder Mensch sendet individuelle Duftsignale aus, die im anderen Menschen die Ausschüttung von sogenannten Botenstoffen auslösen, zum Beispiel Endorphine. Diese lassen dann Gefühle wie Freude und Begeisterung entstehen.

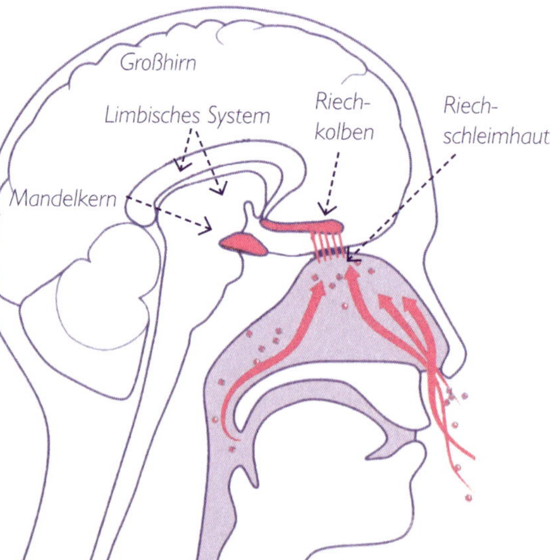

Im limbischen System liegt noch ein zusätzliches, für den Parfumeur sehr interessantes „Geheimnis". Dort ist der Sitz für unser Erinnerungsvermögen. Spätestens seit unserer Geburt sind alle wahrgenommenen Düfte und die damit verknüpften Geschehnisse in diesem Teil des Gehirns abgespeichert. Bilder, Lebensereignisse und Stimmungen sind durch Düfte abrufbar und können scheinbar längst Vergessenes wieder in unser Bewusstsein zurückholen.

Laut Prof. Dr. Hatt, Riechforscher an der Ruhr-Universität Bochum, ist der Mensch theoretisch in der Lage, 10.000 verschiedene Gerüche voneinander zu unterscheiden.
Wie viele Geruchseindrücke wir tatsächlich erfassen können, hängt vom individuellen „Riechtraining" ab.
In den Morgenstunden kann unsere Nase übrigens Gerüche am besten analysieren.

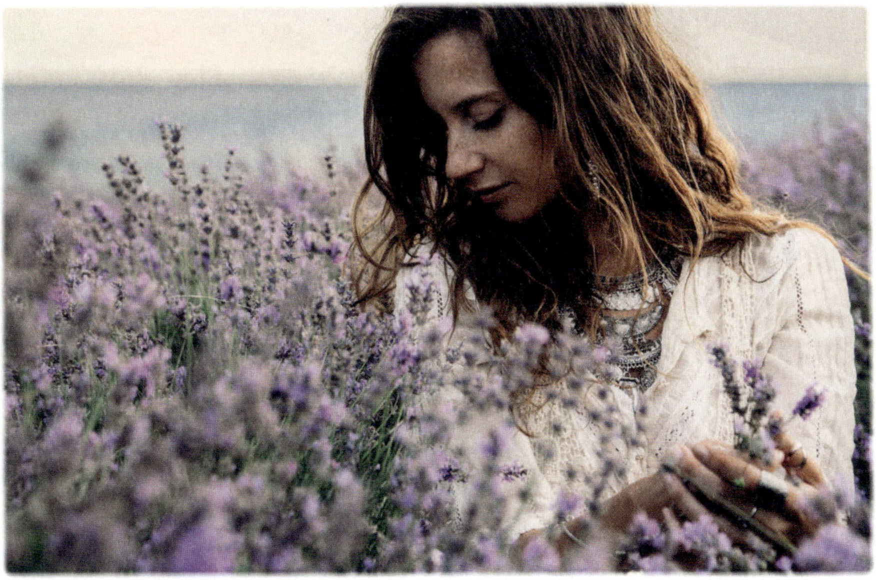

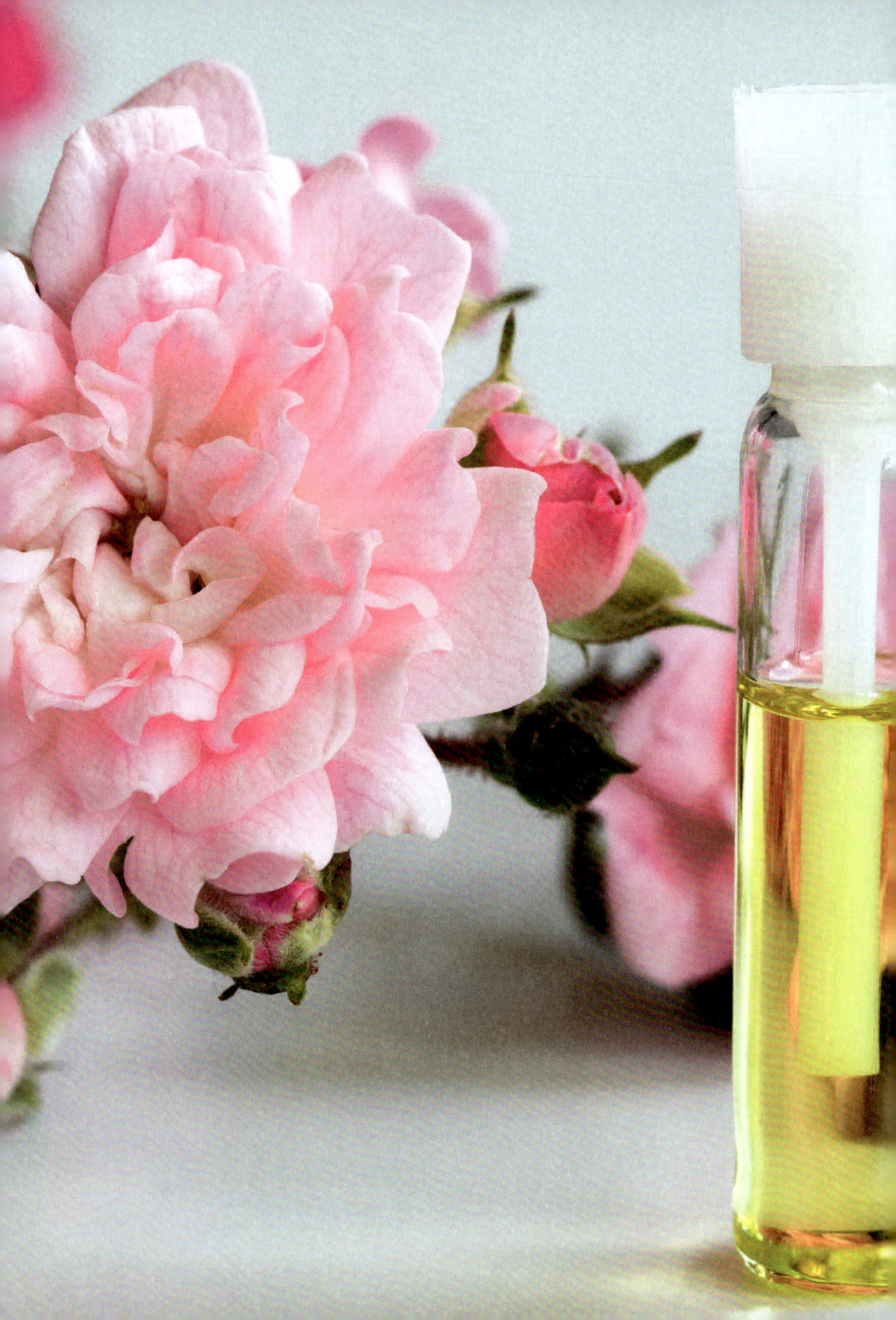

Ätherische Öle – flüssiges Gold

Ätherische Öle sind hoch konzentrierte, duftende sekundäre Pflanzenstoffe, die aus vielen unterschiedlichen Pflanzen gewonnen werden können. Sie sitzen in Form von winzigen kleinen Tröpfchen im Gewebe der Pflanze und erfüllen vielfältige Aufgaben. Ätherische Öle werden auch Essenzen genannt. Das Wort „ätherisch" bedeutet, aus dem griechischen übersetzt, „über den Wolken". Himmlisch sind sie in der Tat, die feinen Düfte aus der Natur. Ätherische Öle sind, im Gegensatz zu fetten Ölen, leicht flüchtig und hinterlassen keinen Fettfilm. Fette Öle werden in der Aromatherapie als Träger- oder Basisöle bezeichnet. Zu ihnen zählen alle Hautpflegeöle wie zum Beispiel Mandelöl, Arganöl und Jojobaöl. Ätherische Öle sind nicht wasserlöslich, dafür jedoch mit den erwähnten Basisölen gut mischbar.

Der feine Duft der ätherischen Öle und ihre vielseitigen Wirkungen auf Körper, Geist und Psyche lassen sich wunderbar für die Naturparfümerie und im therapeutischen Bereich nutzen.

Warum produzieren Pflanzen diese Duftstoffe? Mit Hilfe der ätherischen Öle können Pflanzen bestimmte Insekten anlocken, abwehren und sogar leicht betäuben, um den Bestäubungsvorgang zu unterstützen. Sie dienen der Pflanze als Abwehr vor eindringenden Keimen, Pilzen und Bakterien und können Aufgaben als Energielieferant und Informationsträger übernehmen. Häufig stellen sie für die Pflanze auch eine Art Schutzschild dar. Ätherische Öle, die im Tagesverlauf um die Pflanze herum verdunsten, erzeugen ein perfektes Mikroklima. Dadurch ist die Pflanze vor Wettereinflüssen und Temperaturschwankungen besser geschützt.

Betrachtet man den Aufwand, mit dem reine ätherische Öle aus Pflanzen gewonnen werden, wird verständlich, warum einige dieser edlen Pflanzen-Duftstoffe auf dem Rohstoffmarkt sogar teurer als Gold gehandelt werden.

Der Preis ätherischer Öle hängt unter anderem davon ab, welche Menge an Pflanzenmaterial zur Gewinnung benötigt wird. Pflanzen oder Pflanzenteile haben ihren speziellen Gehalt an ätherischem Öl. Einen hohen Gehalt haben zum Beispiel Pfefferminze oder alle Zitrusöle, die aus der Fruchtschale gewonnen werden.

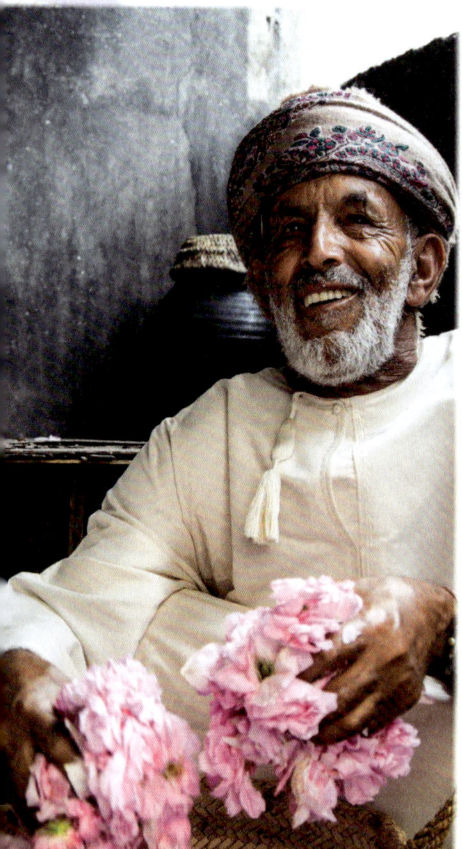

Andere Pflanzenarten hingegen bilden weniger ätherisches Öl, was sich auf den Gewinnungsprozess und die dadurch gewonnene Menge auswirkt.
In diesem Zusammenhang wird häufig von „Ausbeute" gesprochen. Dieser Begriff steht für den prozentualen Wert an ätherischem Öl im Verhältnis zur Pflanzenrohmasse. Durch Destillieren der echten Melisse erhält der Destillateur beispielsweise eine Ausbeute von 0,01 %–0,3 % ätherischem Öl.

Rosenblüten ergeben eine Ausbeute von nur 0,02 %–0,03 %. Für die Gewinnung von einem Tropfen Rosenöl werden circa 30 Rosenblüten und für einen Liter Rosenöl vier bis fünf Tonnen Rosenblüten benötigt. Der Erntezeitraum spielt für Ausbeute und Qualität des ätherischen Rosenöls eine bedeutende Rolle. Die Ernte findet in den großen Rosen-Anbaugebieten morgens ab 5.00 Uhr statt, da in den frühen Morgenstunden die Blüte die höchste Konzentration an ätherischem Öl aufweist. Nach der Ernte werden die Blüten so rasch wie möglich destilliert. Eine Zwischenlagerung von mehreren Stunden

kann bereits zu erheblichem Qualitätsverlust und zur Reduzierung der Ausbeute führen.
Neben Rosenöl werden in der Naturparfümerie weitere sehr kostbare Öle verwenden. Zu diesen gehören zum Beispiel das schon erwähnte Melissenöl, Irisöl, Neroliöl, echtes Sandelholzöl, Magnolienöl und Adlerholzextrakt.
Erntebedingt kann die Angebotsmenge auf dem Weltmarkt von Jahr zu Jahr schwanken. Auch eine steigende Nachfrage kann zu Produktknappheit führen und den Handelspreis ansteigen lassen.

Ein gelungenes Naturparfum muss nicht immer mit kostbaren Ölen komponiert werden. Es gibt eine ganze Reihe wunderbar duftender Essenzen, die erschwinglich sind. In Kapitel „45 Portraits von ätherischen Ölen von A–Z" habe ich den ökonomischen Aspekt der Essenzen mit einbezogen und die Circa-Preise des jeweiligen ätherischen Öls aufgeführt.

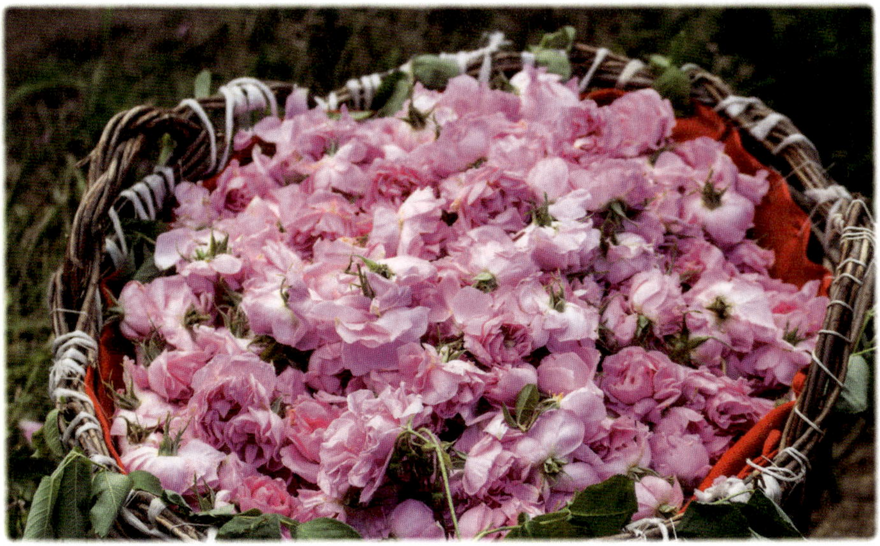

Reinheit ist oberstes Gebot

Ätherische Öle sind in unterschiedlicher Qualität erhältlich. Hochwertige Öle gibt es in dunklen Glasfläschchen mit kindersicherem Verschluss und genauer Deklarationen auf dem Etikett. Dazu gehören:

- ✓ Deutscher Name der Pflanze und die botanische Bezeichnung
- ✓ Angabe des verwendeten Pflanzenteiles (z.B. Destillation aus der Blüte)
- ✓ Herkunftsland des gewonnenen ätherischen Öles (z.B. Lavendel aus Frankreich)
- ✓ Art des Pflanzenanbaus (Wildsammlung, Demeter-Anbau, kontrolliert biologischer Anbau)
- ✓ Angabe: 100% naturreines ätherisches Öl
- ✓ Art des Gewinnungsverfahrens (Wasserdampfdestillation, Kaltpressung, Extraktion)
- ✓ Angabe eines eventuell verwendeten Lösungsmittels (z.B. Hexan)
- ✓ Verdünnungsverhältnis bei harzigen ätherischen Ölen (Resinoide) oder kostbaren Ölen
- ✓ Chargennummer der jeweilig produzierten Charge
- ✓ Mengenangabe in ml
- ✓ Jahrgang (interessant bei Ölen, die mit der Zeit reifen z.B. Vetiver)
- ✓ Gefahrenzeichen laut EU Anforderungen, sofern das ätherische Öl nicht als Kosmetikum zugelassen ist.
- ✓ Hinweise zur Verwendung und zur Sicherheit

Sicherheitshinweise im Umgang mit ätherischen Ölen

- Anwendung nur äußerlich und in empfohlener Verdünnung
- kindersichere Lagerung
- Etikettierung der eigenen Abfüllungen
- direkten Kontakt mit Schleimhäuten vermeiden
- Allergietest: Einen EL Trägeröl mit einem Tr. des zu testenden ätherischen Öls mischen und in der Ellenbeuge auftragen. 20 Minuten beobachten.

Ätherische Öle –
Balsam für Körper, Geist und Seele

Ätherische Öle dienen mit ihren positiven Eigenschaften unserer Gesundheit und unserem Wohlbefinden. Abgesehen davon, dass ätherische Öle wunderbar duften, besitzen sie auch große Heilkraft, die durch wissenschaftliche Studien nachgewiesen werden konnte. Dabei zeigte sich, wie komplex die Wirkung der ätherischen Öle ist.

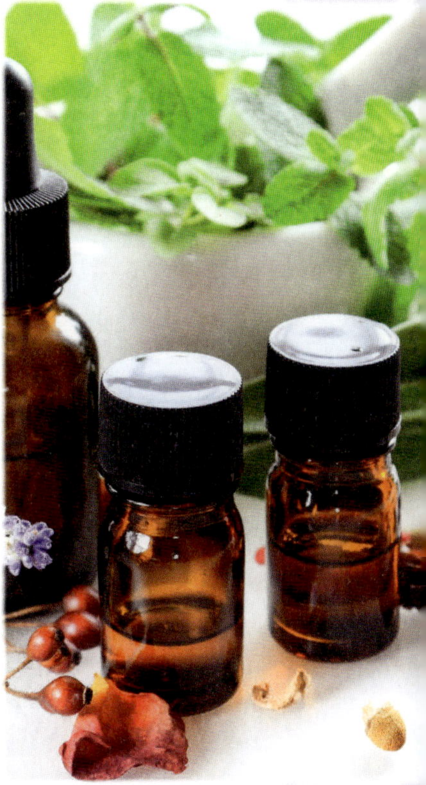

Für uns Duftkünstler ist es vorrangig von Bedeutung, harmonische Duftvariationen zu kreieren. Wenn wir uns nun für die Komposition eines Parfums aus naturreinen ätherischen Ölen entscheiden, ist es möglich, zusätzlich zum reinen Dufterlebnis die positiven Wirkungen der Öle zu nutzen. So können tatsächlich heilsame Duftkompositionen entstehen.

Dazu sollten wir uns mit den pflanzlichen Duftstoffen aus Blättern, Blüten, Früchten, Samen, Wurzeln, Hölzern und Harzen so vertraut wie möglich machen und sie sozusagen als „gute Freunde“ für uns gewinnen.

Je mehr wir uns mit ätherischen Ölen, deren Wirkungen und Eigenschaften beschäftigen, desto mehr können wir ihr „pflanzliches Wesen“ erkennen. Jedes ätherische Öl ist in der Zusammensetzung seiner Inhaltsstoffe anders aufgebaut und hat seine ganz spezifische, mehr oder weniger große Heilwirkung im körperlichen und im psychischen Bereich.

Die Apothekerin und Aromaexpertin Katharina Zeh ordnet ätherischen Ölen folgende auf körperlicher Ebene wirkende therapeutische Eigenschaften zu:

Wirkung im körperlichen Bereich

- ätherische Öle wirken antibakteriell, antiviral und antimykotisch
- sie sind krampflösend, schmerzlindernd und hustenlösend
- ätherische Öle beeinflussen die Verdauung, fördern die Durchblutung, wärmen und kühlen

Empfohlene therapeutische Anwendungen:
zur Raumluftdesinfektion, für Kosmetik und Pflege, für medizinische Massagen, für Wickel und Kompressen, für Waschungen, für Aromabäder, zur Inhalation und für Saunaaufgüsse.

Wirkung im psychischen Bereich

Reine ätherische Öle haben, wie schon erwähnt, nachweislich unterschiedliche Wirkungen auf unsere Psyche, da sie das Nervensystem im menschlichen Organismus beeinflussen. Schon Professor Paolo Rovesti (1902-1983) forschte hinsichtlich der psychischen Wirkung ätherischer Öle. An der Universität in Mailand behandelte er Patienten mit Angstzuständen und psychischen Störungen erfolgreich mit ätherischen Ölen. Dabei fanden er und seine Kollegen heraus, dass ätherische Öle mit Anteilen von Monoterpen- und Sesquiterpen-Alkoholen beruhigend, von Mono- und Sesquiterpenen stimmungsaufhellend und von Ketonen anregend wirken. Es gibt etliche ätherische Öle, die sowohl beruhigende als auch stimulierende Wirkungen auf uns haben, abhängig von der Dosierung. Zum Beispiel wirkt hochdosiertes Lemongrassöl anregend, niedrig dosiert hingegen beruhigend. Die Komplexität der Essenzen ist groß und die Inhaltsstoffe sind so vielschichtig, dass es für den Laien nicht einfach ist, die Wirkung der Öle deutlich voneinander abzugrenzen.

Obwohl zum Beispiel alle Zitrusöle stimmungsaufhellend wirken, unterscheiden sie sich doch in ihrer spezifischen Wirkung voneinander: Orange wirkt belebend, Bergamotte vermag Ängste zu lindern, Zitrone fördert die Konzentration und Mandarine hilft sogar Kindern beim Einschlafen.

Lavendel und Narde sind beispielsweise bekannt für ihre stresslösende und beruhigende Wirkung auf das Nervensystem und Neroli gilt als Notfallöl und Seelentröster bei akuten Stimmungstiefs.
Baum- und Holzdüfte, wie zum Beispiel Zeder und Zypresse, verhelfen uns unsere innere Stabilität zu fühlen und zu stärken und der Duft des tiefwurzelnden Vetivergrases verleiht uns ein geerdetes Gefühl.
Anhand der psychischen Wirkung der ätherischen Öle können Sie sich, je nach Bedarf, eine Duftkomposition zusammenstellen, so dass der Duft Ihnen in Ihrer jeweiligen Lebensphase guttut und Ihre Gemütslage entsprechend unterstützt.

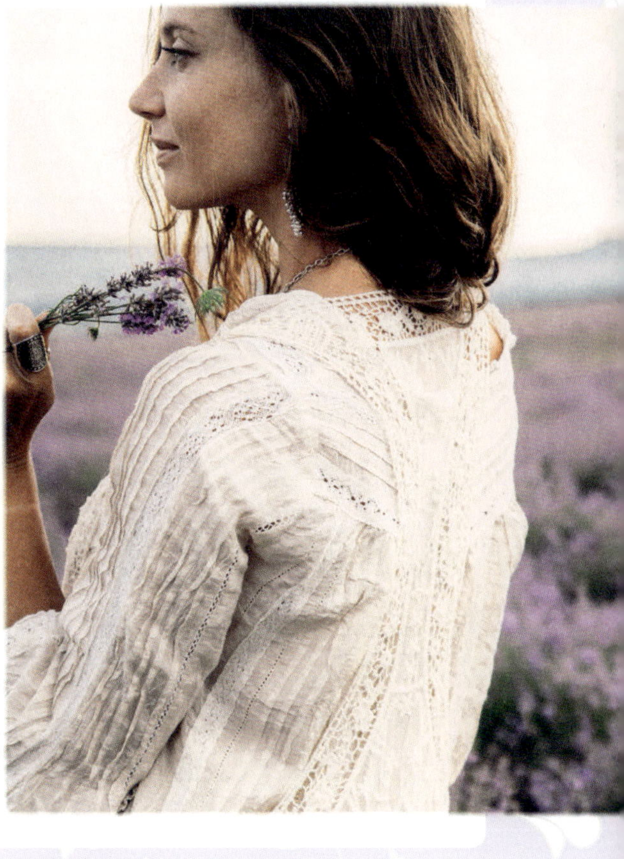

In Kapitel „45 Portraits von ätherischen Ölen von A–Z“ finden Sie zu jedem beschriebenen Öl einen kurzen Hinweis auf die psychische Wirkung der Düfte.

Diejenigen Leser, die tiefer in das Thema Aromatherapie einsteigen möchten, finden im Anhang dieses Buches ein umfangreiches Literaturverzeichnis mit weiterführenden Ratgebern.

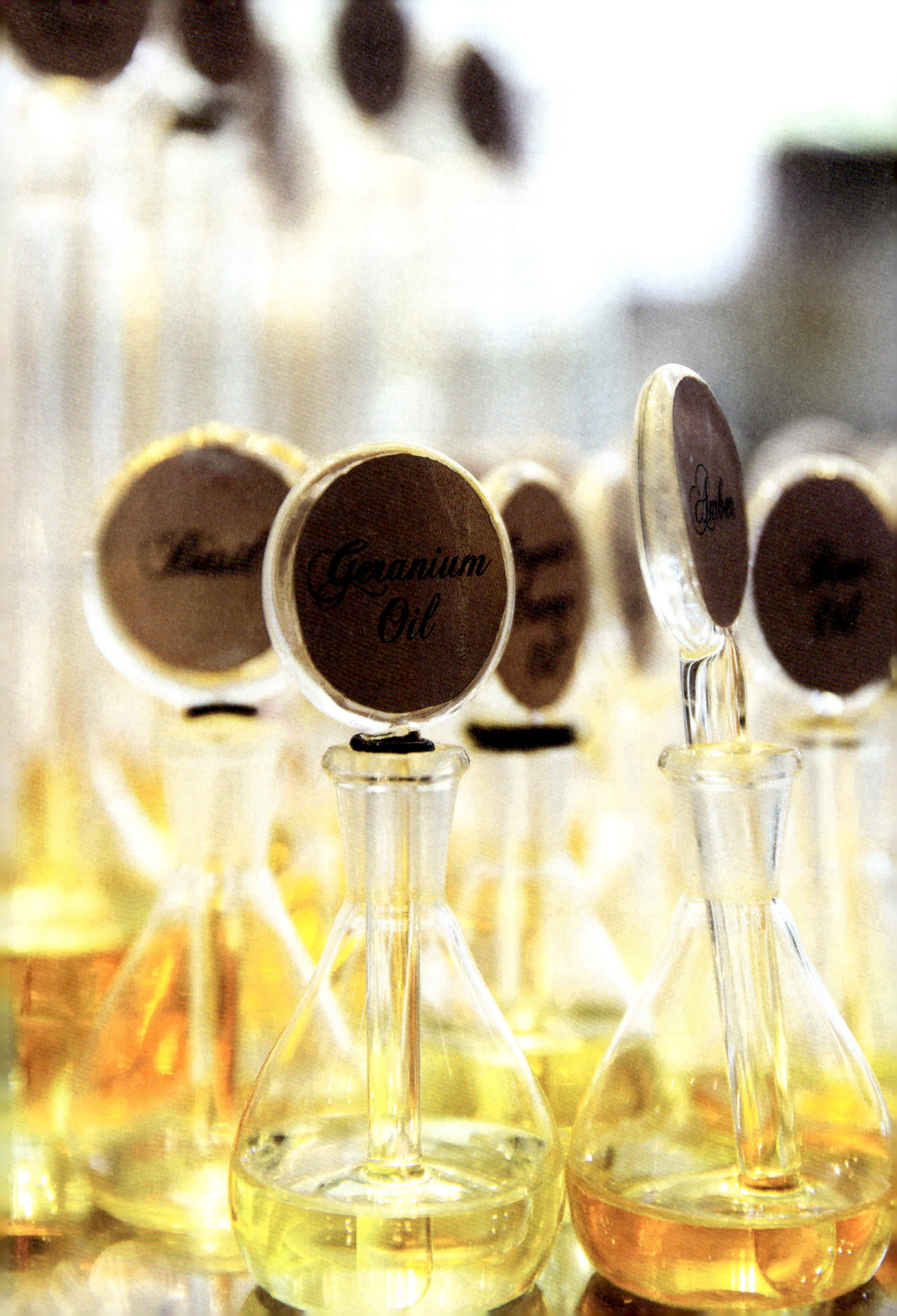
Geranium Oil

Gewinnungsformen natürlicher Duftstoffe

Der Wunsch, Pflanzendüfte einzufangen, ist schon sehr alt. Der bereits erwähnte Naturwissenschaftler Professor Paolo Rovesti fand eine 5000 Jahre alte Terrakotta-Destille in Nordpakistan. Ein Beweis dafür, dass schon in vorchristlicher Zeit Volksstämme mit dem Destillieren vertraut waren.

Auch Ägypter kannten damals bereits die Destillation. Sie verwendeten ätherische Öle zu kultischen Zwecken und für die Herstellung von duftenden Salben und Balsamen. Das Wissen um die heilsamen Pflanzendüfte gab das hochzivilisierte Volk an andere Volksstämme weiter und so gelangte es schließlich mit der Eroberung des ägyptischen Reiches durch Alexander den Großen (332 v.Chr.) an die Griechen und Römer.

Die hohe Kunst des Destillierens war auch arabischen Ärzten und Alchemisten nicht unbekannt. Ein sehr berühmter unter ihnen war Ibn Sina, bekannt als Avicenna (980–1037). Ihm wird die Wasserdampfdestillation mittels der „Kühlschlange" zugeschrieben.

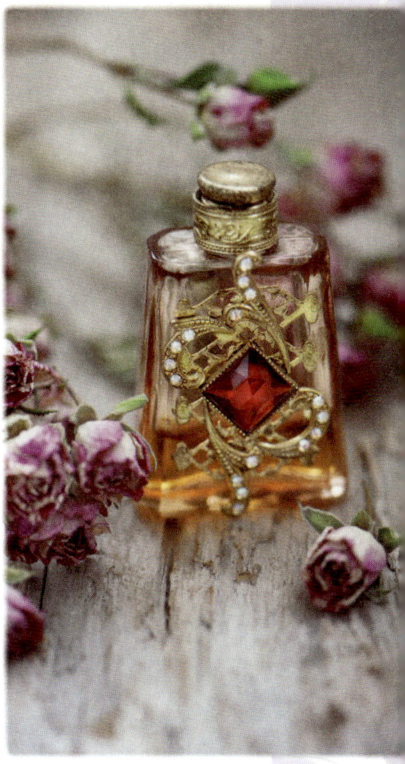

Jahrhunderte später erlebte die Kunst des Destillierens eine Wiedergeburt. Im 16. Jahrhundert förderte der Alchemist und Arzt Paracelsus (1493–1541) den Gebrauch und die Anwendung heilender ätherischer Öle.

Ebenfalls Mitte des 16. Jahrhunderts entstanden die ersten Parfummanufakturen in Grasse, Frankreich. Das Destillationsverfahren zur Gewinnung von ätherischen Ölen, dem wichtigen Bestandteil der Duftwässer, spielte nun eine immer größer werdende Rolle.

Die älteste Gewinnungsform – die Wasserdampfdestillation

Die meisten ätherischen Öle können mithilfe der Wasserdampfdestillation gewonnen werden. Sie ist Jahrtausende alt und ermöglicht die Gewinnung reiner ätherischer Öle mit vielen gesundheitsfördernden Inhaltsstoffen.

Für den Destillationsvorgang wird ein großer Kessel, auch Alambik genannt, mit frischem oder getrocknetem Pflanzenmaterial befüllt und mit einem Deckel (Dom) fest verschlossen. Im Inneren des Kessels liegt das Pflanzenmaterial auf einer Art Sieb, unter dem Wasser erhitzt wird. Der aufsteigende Dampf durchzieht das Pflanzenmaterial und löst auf seinem Weg nach oben die enthaltenen ätherischen Öle und wasserlösliche Pflanzenstoffe.

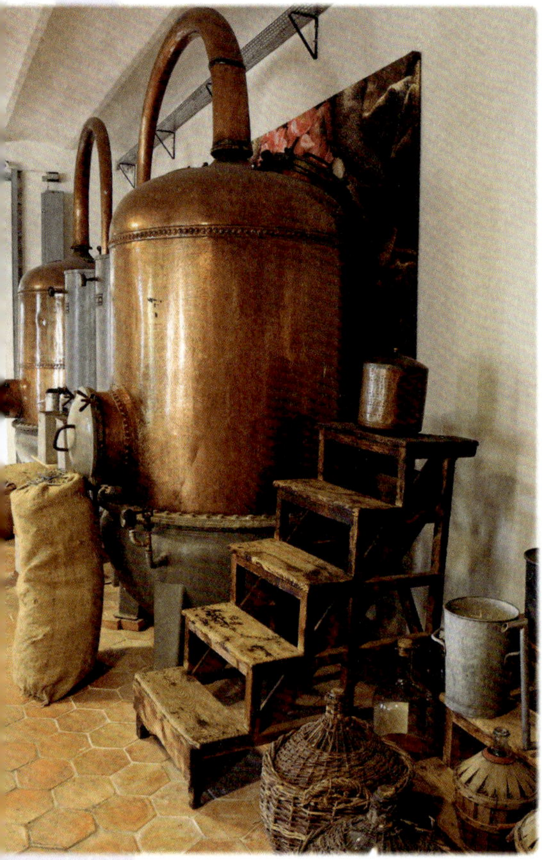

In einem anschließenden Produktionsablauf wird der mit ätherischen Ölen angereicherte Wasserdampf wieder abgekühlt, so dass durch den Kondensationsprozess wieder Wasser entsteht. Dieses Kondenswasser wird in einem speziellen Gefäß, der Florentiner Vase, aufgefangen. Aufgrund des unterschiedlichen spezifischen Gewichtes trennt sich nun das ätherische Öl vom Wasser (Hydrolat). Bis auf wenige Ausnahmen (zum Beispiel Zimt) schwimmt das leichtere ätherische Öl auf der Wasseroberfläche und kann hier mittels eines höherliegenden Ablaufhahns entnommen werden. Zum Schluss werden die Öle gefiltert und in Fässer abgefüllt.

Co-Destillation:
Die Kunst des Destillierens ermöglicht auch ausgefallenere Formen der Destillation, bei der Blüten-, Gewürz- und Holzdüfte in unterschiedlichen Kombinationen miteinander über verschiedene Zeiträume hinweg destilliert werden. So entstehen seltene Duftkombinationen, wie zum Beispiel Safran Attar (Safran mit Sandelholz) oder Rosen Attar (Rosa damascena mit Sandelholz).

Gewinnung durch Kaltpressung (Expression)

Kaltpressung wird nicht nur zur Herstellung fetter Öle (Basisöle) wie Olivenöl, Weizenkeimöl, Jojobaöl, Sesamöl etc. verwendet, sondern auch zur Herstellung ätherischer Öle von Zitrusfrüchten, wie zum Beispiel Bergamotte, Zitrone, Grapefruit, Mandarine und Orange. In der Schale der Frucht sitzen die mit bloßem Auge erkennbaren Öldrüsen, denen das ätherische Öl durch mechanische Kaltpressung entzogen wird. Dafür werden die Schalen der Zitrusfrüchte möglichst fein zerkleinert, mit Wasser vermischt und anschließend ausgepresst. Mithilfe einer Zentrifuge wird anschließend das Öl vom Wasser getrennt. So erhält man das reine ätherische Öl ohne Einsatz von Hitze. Dadurch bleiben wertvolle Inhaltsstoffe des Öls erhalten. Beim Kauf ätherischer Zitrusöle für die Parfumherstellung sollte stets auf Bioqualität oder noch besser auf Demeter Zertifizierung geachtet werden, da bei Zitrusfrüchten aus konventionellem Anbau die Pestizide auf der Schale durch die Pressung ins ätherische Öl gelangen.

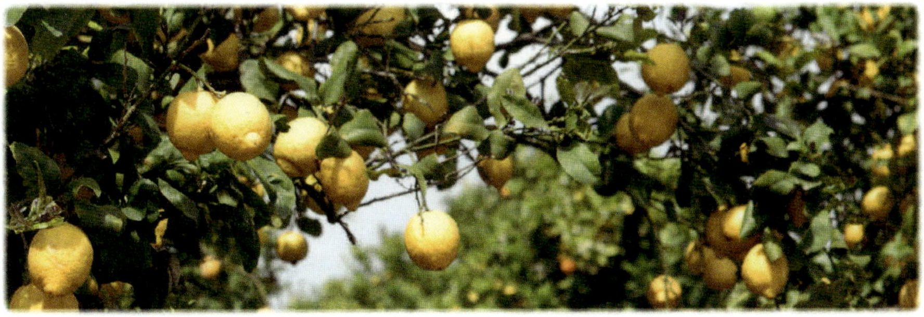

Gewinnung durch die Enfleurage-Methode

Dieses traditionelle Gewinnungsverfahren, das in vereinfachter Form schon die alten Ägypter verwendeten, wird aus ökonomischen Gründen nur noch sehr selten durchgeführt. Das Prinzip der Herstellung beruht darauf, dass durch Fette dem Pflanzengut Duftstoffe entzogen werden. Die frischen Blüten drückt man mit Hilfe einer Pinzette in eine Schicht Fett, ursprünglich gereinigtes Schweine- oder Rinderfett, das vorher auf eine Glasplatte gestrichen wurde. Nach zwei bis drei Tagen werden die Blüten herausgenommen und durch neue ersetzt. Das geschieht so lange, bis das Fett mit den Blütenduftstoffen gesättigt ist. Das Endprodukt wird als Pomade bezeichnet.

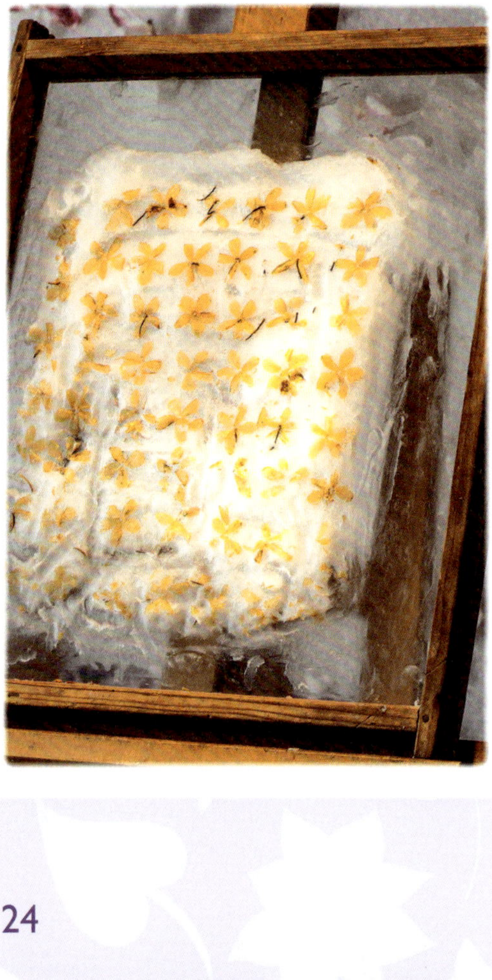

Diese sehr anspruchsvolle Gewinnungsform, verbunden mit etlichen Arbeitsschritten und großem Zeitaufwand, eignete sich für zarte Blütendüfte wie Gardenia, Jasmin, Tuberose und Frangipani.
Vereinzelt gibt es heute wieder handwerklich arbeitende Duftwerkstätten, die Düfte bewusst nach dieser Methode herstellen.

Foto links:
traditionelle Technik
der Enfleurage

Extraktion mit Lösungsmitteln

Absolue: Anstatt der Enfleurage-Methode verwendet man heute zur Gewinnung von einigen empfindlichen Blütendüften ein spezielles Auszugsverfahren mit Hilfe von Lösungsmitteln, wie zum Beispiel Hexan. Hierfür wird das Pflanzengut in ein großes Behältnis gegeben, mit Hexan vermischt und langsam erhitzt. Nachdem die Duftstoffe an das Lösungsmittel abgegeben wurden, kann dieses wieder entfernt werden. Da dem Pflanzenmaterial durch dieses Verfahren neben den Duftstoffen auch Farbstoffe und Wachse entzogen werden, erhält man nach der Abkühlung eine wachsartige Paste, das sogenannte Concrète. In einem weiteren Schritt wird das Concrète mit Alkohol verdünnt und erwärmt. Nach Filtern und Abdestillieren des Alkohols entsteht am Ende des Gewinnungsverfahrens das Absolue. Dieses wird häufig in der Naturparfümerie verwendet. Absolues sollten im Idealfall rückstandsfrei sein. Häufig ist jedoch ein Restanteil Hexan im Absolue nachweisbar, so dass vertrauenswürdige Hersteller von hochwertigen Absolues Rückstandskontrollen durchführen. Beispiele für Absolues: Frangipani, Jasmin, Mimose, Osmanthus, Rose.

Alkohol-Extrakt: Entsteht durch ein Verfahren, bei dem Alkohol durch stufenweises Verdampfen und Verdichten mit pflanzlichen Aromen angereichert wird. Beispiele: Vanilleextrakt, Tonkaextrakt.

Kohlendioxid-Extraktion

Die CO_2 Extraktion ist eine moderne Gewinnungsmethode, die Anfang der 80er Jahre entwickelt wurde. Unter hohem Druck verflüssigt sich Kohlendioxid, durchströmt das Pflanzenmaterial und entlockt ihm das im Pflanzengewebe sitzende ätherische Öl. Die CO_2-Extraktion erfolgt temperaturschonend bei cica 30 Grad Celsius. Kohlendioxid ist ein unbedenkliches Lösungsmittel. Der Duft der so gewonnenen ätherischen Öle ähnelt dem Duft der Ausgangspflanze, die Inhaltsstoffe können jedoch von den Inhaltsstoffen der wasserdampfdestillierten Öle abweichen. Das Verfahren wird selten angewendet, da es aufwendig und teuer ist. Beispiele, bei denen dieses Extraktionsverfahren bereits eingesetzt wird: Immortelle, Jasmin, Melisse, Kaffee.

Herstellung von Resinoiden

Resinoide werden aus Harzen gewonnen, die sich in Rinden und Blättern bestimmter Pflanzen befinden. Es handelt sich um eher zähflüssige ätherische Öle, die noch Wachse und weitere Pflanzenstoffe enthalten. Häufig werden die Harze aufgrund vorangegangener bewusst erzeugter Verletzungen der Bäume gewonnen. Sie enthalten natürliche Duftstoffe, die durch ein Extraktionsverfahren mit Alkohol gelöst werden können. Hierfür sind mehrere Arbeitsschritte nötig.

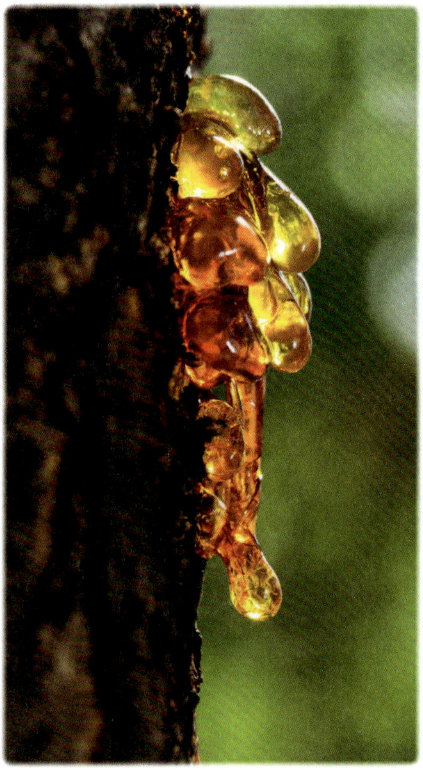

Um das Resinoid flüssig zu halten, belässt man gegebenenfalls einen Restanteil Alkohol.
Da zur Herstellung von Resinoiden neben dem oben erwähnten Alkohol auch andere Lösungsmittel verwendet werden können, ist auch hier zur Qualitätssicherung eine Rückstandskontrolle durch die Hersteller wichtig.
Für die Naturparfümerie sind die Düfte der Resinoide Gold wert. Sie eignen sich hervorragend als natürliche Fixative, also als Duftstoffe, die die Parfumkomposition länger auf der Haut haften lassen und das Parfum somit für uns länger erfahrbar machen.

Beispiele für Resinoide sind Benzoe Siam, Weihrauch, Tolu, Myrrhe und Styrax.

Unterschiede zwischen Natur und Synthetik

Die Idee, Düfte als Konsumgut zu nutzen, ist Jahrtausende alt. In vielen Kulturen und Ländern der Erde hatten Duftstoffe einen bedeutenden Stellenwert. Eine herausragende Rolle spielten hierbei, wie schon erwähnt, die Ägypter, die Duftstoffe für sakrale Rituale und für persönlichen Gebrauch schätzten. Auch andere Zivilisationen der Antike (Mesopotamien, China, Indien) verwendeten Salben, aromatische Öle und Räucherwerk. Mit der Weiterentwicklung des Destillationsverfahrens im 10. Jahrhundert entstanden noch mehr Möglichkeiten Düfte herzustellen. Bis Mitte des 19. Jahrhunderts verwendete man für die Herstellung von Parfums ausschließlich Rohstoffe aus der Natur. Mit Beginn der Industrialisierung vertiefte sich das Wissen über die inhaltliche Zusammensetzung pflanzlicher Duftstoffe, und erste naturidentische Einzeldüfte wurden entwickelt.

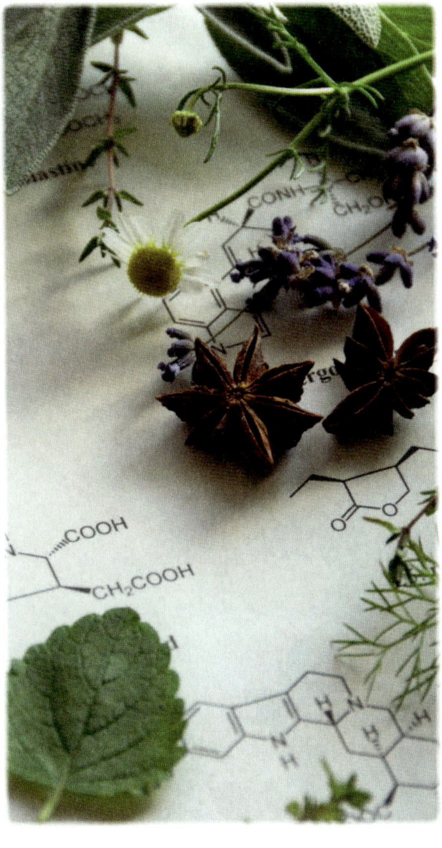

Die neu entdeckte chemische Synthese wurde besonders in Frankreich weiterentwickelt. Nicht zuletzt versuchte man aufgrund von wirtschaftlichen Aspekten, die technischen Verfahren immer weiter auszubauen, um Düfte künstlich herzustellen.
Ein Kilogramm echte Vanille kostete im Jahr 1890 ca.3500 Mark, ein Kilogramm synthetische Vanille damals „nur“ 3000 Mark.

Zehn Jahre später allerdings lag der Preis für das synthetische Vanillin nur noch bei 30 Mark. Erdölprodukte hatten die natürlichen Ingredienzien ersetzt.

Heute begegnen uns überall synthetische Duftstoffe. Dreiviertel der Parfumrohstoffe werden durch chemische Synthese gewonnen. Der Parfumindustrie bietet die Verwendung von künstlichen Duftstoffen viele Vorteile: stabile, niedrige Kosten der Herstellung, konstante Aromen, Unabhängigkeit von Schwankungen auf dem Rohstoffmarkt, höhere Duftintensität und längere Haltbarkeit des Endproduktes.

Jedoch nicht nur in der Parfumindustrie, sondern auch zur Beduftung der meisten Kosmetik-, Pflege-, Wasch- und Hygieneartikel kommen künstliche Duftstoffe zum Einsatz. Hergestellt werden sie durch billige, einfache Produktionsverfahren. Häufig dienen als Grundbausteine Erdöl und Kohle. Der Duft ist meist stark und wird vordergründig durch einen geruchsbestimmenden Inhaltsstoff geprägt, der beim Verbraucher ein bestimmtes Dufterlebnis erzeugen soll. Neben den für sensible Menschen als unnatürlich und aufdringlich erlebten Düften, reagieren zunehmend Verbraucher mit Hautreizungen und Allergien auf synthetische Duftstoffe. Die in der Parfumindustrie und zur Kosmetikherstellung häufig eingesetzten künstlichen Moschusverbindungen sind schwer abbaubare Duftstoffe, die sich auch in der Nahrungskette anreichern. Als Inhaltsstoff vieler Parfums können sie über die Haut und durch die Atemluft aufgenommen werden und sich in Fettgewebe, Blut und Muttermilch ablagern.

Parfumhersteller unterscheiden zwischen „vollsynthetischen Riechstoffen", „halbsynthetischen Riechstoffen", „naturidentischen Riechstoffen" und der Gruppe der natürlichen Riechstoffe. Natürliche Riechstoffe werden wiederum nach tierischer und pflanzlicher Herkunft unterschieden. Die bekanntesten Duftstoffe tierischer Herkunft sind Moschus, Ambra, Castoreum und Zibet. Aus Seltenheits- und Tierschutzgründen werden sie heute glücklicherweise kaum noch verwendet. Im Rahmen der Naturparfümerie werden in diesem Buch ausschließlich Duftstoffe pflanzlichen Ursprungs vorgestellt und besprochen.

Wie bereits im vorangegangenen Kapitel erwähnt, sind die meisten natürlichen Duftstoffe in den von Pflanzen gebildeten ätherischen Ölen zu finden, die mehr als 400 Inhaltsstoffe enthalten können. Reine ätherische Öle repräsentieren die Seele der Pflanze. Über den Duft der Öle können wir Rückschlüsse auf die Kraft und den Ausdruck der Pflanzen ziehen. Sie stecken voller Energie und Lebendigkeit und wirken ganzheitlich auf Körper, Geist und Psyche.

In unserer heutigen Welt, in der jeden Tag viele Eindrücke und Informationen auf uns einströmen, sehnen wir uns wieder nach Einfachheit und Ursprünglichkeit. Natürliche Düfte sind in der Lage, tief vertraute Gefühle in uns zu wecken. Beispielsweise verbinden wir mit bestimmten Harz- und Baumdüften erholsame Waldspaziergänge oder holen uns mit Zitrusdüften Sonne und Lebensfreude ins Herz. Exotische Blumendüfte wecken sinnliche Gefühle und können den weiblichen Ausdruck stärken. Ein natürlicher Duft bringt uns „Mutter Erde“ wieder ein Stück näher. Ein chinesischer Dichter drückt dies wie folgt aus:

„Ich möchte ein Meeresvogel sein und durch die
blauen Lüfte fliegen
über Wälder, Berge, Meere, umgeben von den frischen
Düften der Natur,
die von der Erde zum Himmel aufsteigen
wie Gedanken.“

• Po Chui •

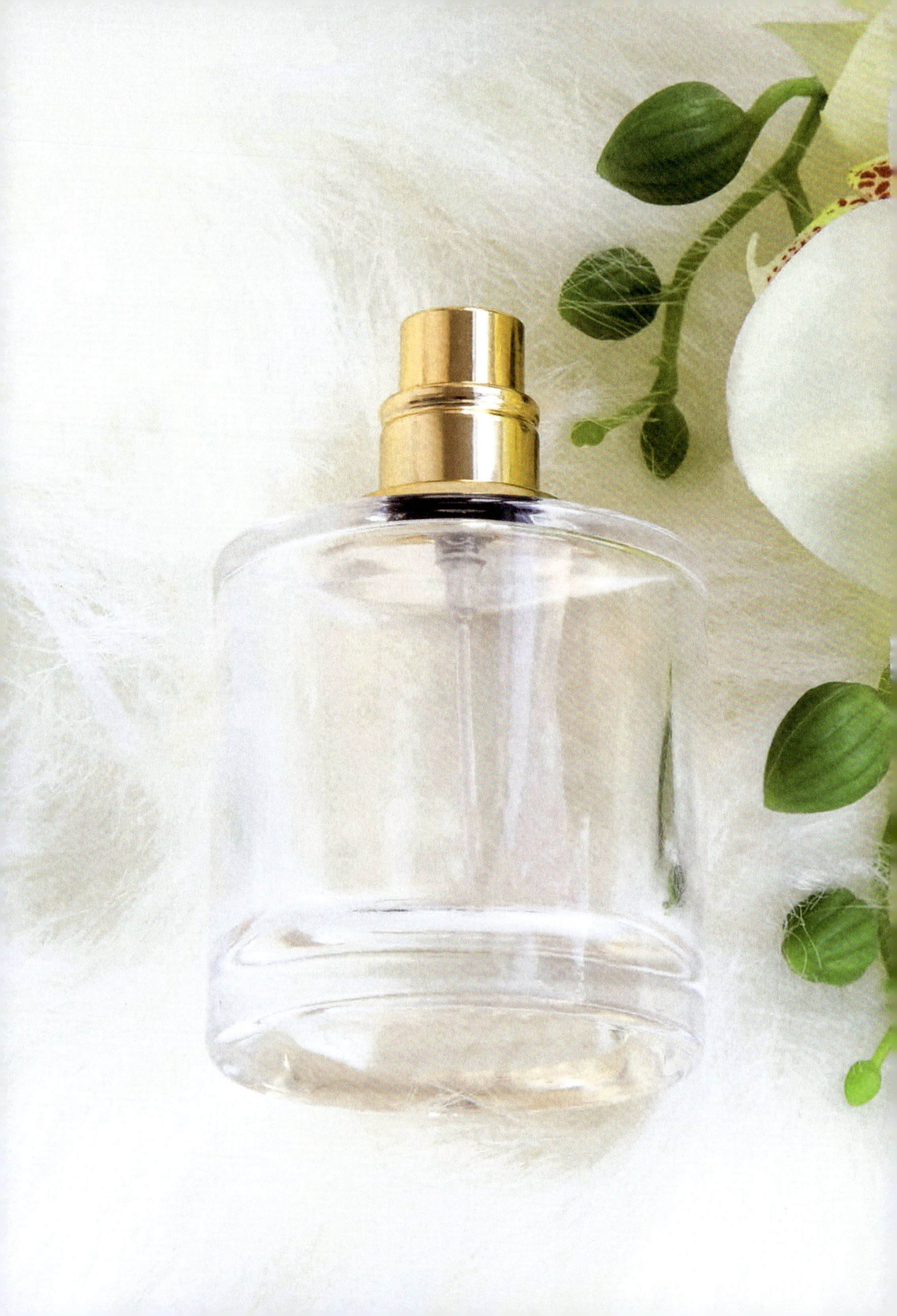

Kleiner Einblick in die Sprache der Parfümerie

Die Welt der Parfümerie hat eine eigene, vielfarbige Sprache. Düfte mit Worten zu beschreiben, verlangt ein besonderes Vokabular und ist Freude und Herausforderung zugleich. Wir sprechen hier zum Beispiel von grünen Kopfnoten oder narkotischen Duftbouquets. Die folgenden Seiten geben Ihnen einen Einblick in diesen eigenwilligen und bildstarken Fachjargon.

A

Absolue
Absolue ist ein konzentrierter natürlicher Duftstoff, der durch ein bestimmtes Verfahren mit Hilfe von Lösungsmitteln gewonnen wird. Im Rahmen des Herstellungsprozesses entsteht zunächst das Concrète, aus dem das Absolue hergestellt wird. Absolues sind häufig Bestandteil hochwertiger Naturparfums.

Adaption
Die Wahrnehmung eines Duftes wird im Laufe der Zeit schwächer.

Agrumenöle
Dieser Begriff steht für die Gesamtheit aller Zitrusöle. Man spricht auch von „agrumigem Duft".

Akkord
Duftakkorde entstehen durch das Zusammenfügen verschiedener einzelner Duftstoffe, die zu neuen Geruchsbildern verschmelzen. Einfache und komplexe Akkorde werden als Bausteine für Parfumkompositionen verwendet.

Alambik
Das Wort Al-anbiq setzt sich aus dem arabischen Artikel al und dem griechischen Wort ambyx (Gefäß) zusammen. In der Alchemie bezeichnete man ihn auch als Galea, Caput Mauri, Capitellum. Ein Alambik wird zur Destillation von ätherischen Ölen verwendet.

Aldehydig
Als aldehydig bezeichnet man den talgigen Geruch von synthetisch erzeugten Fett-Aldehyden. Das Aroma

wird häufig in eleganten Parfums verwendet (Chanel Nr. 5).
In der Naturparfümerie können aldehydische Düfte zum Beispiel durch Lemongrass oder Litsea hervorgerufen werden.

Ambra
Ursprünglich war Ambra ein Duft, der von einem speziellen Ausscheidungsprodukt des Pottwals gewonnen wurde. Mit Beginn der Herstellungsmöglichkeiten synthetischer Duftstoffe wurde Ambra als ein künstlicher Duftbaustein für die Parfumindustrie entwickelt. Der Duft zeichnet sich durch holzige, tabakartige Nuancen mit balsamischen, sinnlichen Untertönen aus. In der Naturparfümerie wird Ambra nicht verwendet.
Es gibt jedoch auch pflanzliche Duftstoffe mit ambraartigen Nuancen, zum Beispiel Muskatellersalbei, Cistrose und Adlerholz.

Animalisch
Animalische Düfte sind Düfte tierischen Ursprungs. Hierzu zählen Zibet, Moschus, Castoreum und Ambra. Sie werden heute synthetisch hergestellt. Auch Düfte pflanzlicher Herkunft können animalische Duftnoten haben, zum Beispiel Moschussamen.

Aromatisch
Als aromatische Düfte werden süße, balsamische, würzige Duftnoten bezeichnet.

B

Balsamisch
Ein Parfum mit balsamischem Charakter ist weich, süßlich und warm. Typisch hierfür sind Benzoe Siam, Honig, Myrrhe, Narde und andere.

Basisnote
Basisnoten sind der dritte Teil des Duftablaufes Kopf, Herz, Basis eines Parfums. Basisnoten haben eine „tiefe Schwingung“ und entfalten sich langsam, sind aber beständig und sehr haltbar auf der Haut.

Bouquet
Als Bouquet bezeichnet man die harmonisch aufeinander abgestimmten Düfte und Aromen. (Bouquettierung=Ausschmückung).

C

Castoreum
Castoreum ist ein Extrakt tierischen Ursprungs und wird auch Bibergeil genannt. Der aus dem Drüsenbeutel des Bibers gewonnene Duftstoff verströmt einen eigenwilligen animali-

schen Geruch. In der hier vorgestellten Naturparfümerie wird Castoreum aufgrund des Tierschutzgedankens nicht verwendet.

Chypre
F. Coty kreierte 1917 ein Parfum Namens „Chypre". Es ist benannt nach der Insel Zypern, weil die Duftakkorde vorwiegend durch Duftstoffe aus den Mittelmeerländern erzeugt werden. Chypredüfte zeichnen sich durch zitrale Kopfnoten wie Bergamotte, Orange, Zitrone, Neroli aus. In den Herznoten finden sich blumige Duftnoten wie Jasmin oder Rose, die Basisnoten sind dominant und holzig warm in ihrem Grundcharakter. Duftakkorde aus Patchouli, Eichenmoos, Vetiver oder Sandelholz finden in den klassischen Chypredüften Verwendung.

Concrète
Bei der Herstellung eines Absolues entsteht durch Lösungsmittelextraktion zuerst eine wachsartige Paste. Diese wird in der Fachsprache der Parfümerie als Concrète bezeichnet.

Cumarin
Der Cumarinduft ist krautig, würzig, mit süßlichen, trockenen Nuancen von Heu und Gräsern.

D

Duftbausteine
Als Duftbausteine bezeichnet man alle synthetischen oder natürlichen Riechstoffe, aus denen ein Parfum zusammengesetzt ist.

Duftentfaltung
Unter Duftentfaltung versteht man die „Abstrahlung", den Dufteindruck beim Öffnen des Flakons, die „Abstrahlung" des Duftes von der Haut und die Wirkung des Duftes in der Umgebung des Parfumträgers.

Duftorgel
Als Duftorgel wird die sortierte Aufreihung ausgewählter Duftstoffe im Labor oder in einer Duftwerkstatt bezeichnet.

E

Eau de Cologne
Ein leichtes Parfum mit einem Anteil an Duftstoffen oder ätherischen Ölen von 5 %–9 %.

Eau de Parfum
Ein intensives Parfum mit einem Anteil an Duftstoffen oder ätherischen Ölen von 9%–14%.

Eau de Toilette
Ein Parfum mit einem Anteil an Duftstoffen oder ätherischen Ölen von 3%–5%.

Enfleurage
Traditionelle, aufwändige Gewinnungsmethode von Duftextrakten, bei der früher mithilfe von Fetten der Blütenduft gewonnen wurde.

Erdig
Erdige Duftnoten erinnern an Waldboden. Sie haben oft einen staubigen, modrigen Charakter und werden gerne in der Parfümerie als geheimnisvolle Basisnote für eine Duftkomposition verwendet.

Erogen
Ein erogener Duft hat einen animalischen Charakter mit warmen Untertönen. Er ist auch in bestimmten Blütenölen wie Jasmin oder Tuberose zu finden.

Expression
Eine schonende Gewinnungsart von Zitrusschalenölen, bei der die Öle durch eine mechanische Methode ohne starke Erhitzung gewonnen werden.

Extrait
Ein Parfum mit einer Duftstoffkonzentration von über 15% bezeichnet man in der Parfümerie als Extrait.

F

Feminin
Feminine Düfte haben weiblichen, weichen Charakter.

Fixative
Fixative sind schwer flüchtige Duftstoffe. Sie sind in der Lage, andere Duftstoffe in einer Mischung „festzuhalten“. Fixative bilden die Basis für eine gelungene Parfumkomposition. Typische natürliche Fixative sind Tolu, Patchouli, Sandelholz, Benzoe Siam und Labdanum.

Fougère
Paul Parquets kreierte 1882 das Parfum „Fougère Royale“ auf der Basis des neu entwickelten synthetischen Riechstoffs Cumarin. Es entstand ein Duftakkord, der unter anderem Bergamotte, Lavendel, Eichenmoos und synthetisches Cumarin beinhaltet.

Die Duftrichtung wird für Herrenparfums verwendet.

Frisch
Als „frisch“ bezeichnet man alle Zitrusnoten, grüne und fruchtige Duftkomponenten sowie heitere, leicht blumige Duftnoten.

G

Gaschromatographie
Eine Gaschromatographie dient der Analyse unterschiedlicher chemischer Bestandteile eines ätherischen Öls. Die Methode wird zur Indentitäts- und Reinheitsprüfung eingesetzt.

Gourmand
Gourmanddüfte sind Düfte, die unseren Appetit anregen und nach Süßigkeiten oder Obst duften. Beispiele hierfür sind Orange, Vanille, Kakao und Honig sowie süße Harze.

Grün
Grüne Duftnoten verströmen einen grasigen oder koniferigen Duft. Sie riechen nach zerriebenen Blättern, Stängeln und erinnern an Wald und Wiese. Grüne Duftnuancen werden häufig als Akzent in Kopfnoten verwendet.

H

Herb
Düfte mit herben Noten finden sich in maskulinen Parfums oder Unisexdüften. Ein herber Duft kann von Hölzern, Moosarten oder Kräutern ausgehen.

Herznote
Die Herznote bildet die Mitte des dreistufigen Duftablaufes. Sie macht den Hauptcharakter des Parfums aus.

Holzig
Duftnoten von Hölzern wie Sandelholz, Guajakholz oder Zeder haben fixierende Eigenschaften und sind verantwortlich für einen langanhaltenden, leicht pudrigen Nachgeruch in Naturparfumkreationen.

I

Intensität
Als Duftintensität bezeichnet man die Geruchsstärke eines Parfums.

Indol
Ein nach Fäkalien riechendes Abbauprodukt einer aromatischen Aminosäure. In sehr geringen Mengen entsteht ein Duft mit sinnlicher Wirkung, der u.a. in Jasmin-, Bergamotte- und Neroliöl zu finden ist.

K

Kampferig
Ein Duft mit Kampfernote bezeichnet einen medizinischen, sauberen Geruch, der weniger in Parfums, aber öfter in Hygiene- und Badeprodukten vorkommt.

Koniferig
In den klassischen Herrenparfums finden wir eine ganze Reihe solcher Düfte. Sie haben einen grünen, würzigen Grundcharakter. Typische Vertreter sind Duftstoffe von Zypresse, Thuja, Pinie, Fichte und Douglasie.

Konzentration
Die Duftkonzentration wird durch den prozentualen Anteil der Duftstoffe im Parfum bestimmt.

Kopfnoten
Der erste Eindruck, der Angeruch eines Parfums, wird durch die Kopfnote bestimmt. Sie bildet den ersten Teil des dreistufigen Duftablaufes und ist leicht flüchtig. Duftnoten wie minzige, zitrusartige oder fruchtige Nuancen charakterisieren die typischen Kopfnoten.

Krautig
Krautige Duftnoten erinnern an den Duft von Wiesenkräutern, Rosmarin, Salbeiarten, Lavendel etc...

L

Ledernoten
Ledernoten haben maskulinen Charakter und können in der Naturparfümerie zum Beispiel aus harzigen Duftnoten und Sandelholz etc. hergestellt werden.

M

Moosig
Moosige Duftnoten findet man unter anderem in der Duftfamilie Chypre. Sie zeichnen sich durch einen Duft nach Baumflechten, Erde und Waldboden aus.

Moschus
Der Geruch von Moschus wird heutzutage nicht mehr aus dem Drüsensekret des Moschushirschen gewonnen, sondern ist rein synthetischer Herkunft. In der Naturparfümerie gibt es einen ähnlichen Duftstoff mit animalisch-süßlichen Nuancen, nämlich Moschussamen.

N

Narkotisch
Ein Duft mit narkotischer Ausstrahlung, blumig, schwer und sinnlich, ist häufig Bestandteil orientalisch-blumiger Duftkreationen. Klassische Vertreter dafür sind in der Naturparfümerie Jasmin, Tuberose, Ylang Ylang und Frangipani.

Naturidentische Duftstoffe
Diese Duftstoffe sind rein synthetischen Ursprungs. Sie haben jedoch die Natur als Vorbild in Bezug auf die chemische Bauart der Duftmoleküle.

Nuanceur
Als Nuanceure bezeichnet man Duftstoffe, die den dominierenden Hauptduftstoff in Parfums unterstreichen und abrunden.

O

Olfaktologie
Die Olfaktologie umfasst die gesamte Lehre vom Riechen, von Düften und deren Physiologie. Als Olfaktologe bezeichnet man einen Geruchsspezialisten.

Orientalisch
Ein Parfum mit orientalischen Inhaltsstoffen duftet schwer und exotisch. Ingredienzien dafür sind exotische Blüten und würzige Noten wie Zimt, Nelkenblüte, Adlerholz, Weihrauch und andere.

P

Progressiv
Als progressiv bezeichnet man die stufenweise Entfaltung eines Parfums.

Pudrig
Von pudrigen Düften spricht man, wenn eine Duftmischung einen trockenen, staubigen, süßen, holzigen und moosigen Charakter hat und lange Zeit anhaftet.

R

Rauchig
Rauchige Duftnoten sind in der Naturparfümerie eher selten zu finden. Beispiele typischer Rauchdüfte sind Guajakholz oder Düfte mit rauchigen Noten wie Birkenteer. Sie sind fast ausschließlich in maskulinen Duftkompositionen anzutreffen.

S

Sauer
Ein sauer riechendes Parfum hat sich in seiner chemischen Struktur ver-

ändert. Dies geschieht durch zu langes oder unsachgemäßes Lagern und durch häufigen Kontakt mit Sauerstoff.

Schwer
Wenn ein Parfum schwer anmutet, beinhaltet es schwer flüchtige Inhaltsstoffe.

Stechend
Wenn einzelne Duftstoffe in der Parfumkreation überdosiert werden, kann es zu einem stechenden, unangenehmen Nachgeruch kommen.

Süß
Parfumkreationen mit süßen Nuancen kommen vorwiegend in orientalischen Düften und blumigen Kompositionen mit süßen, likörartigen Basisnoten vor.

Sinnlich
Der Ausdruck sinnlich wird verwendet, wenn ein Parfum Blütenkomponenten mit animalischen Nuancen enthält. Es hat stimulierende Eigenschaften und betont das Feminine in der Gesamtkomposition.

T

Tabaknoten
In der Naturparfümerie können Tabaknoten durch naturreinen Tabakextrakt erzeugt werden. Die eigenwillige rauchig-herbe Note kann mit Duftnoten von Tonkabohne, Vanille oder Honig abgerundet werden. Tabaknoten verwendet man vorwiegend für Herrendüfte.

W

Warm
Wir bezeichnen einen Duft als warm, wenn er pudrige, holzige, balsamische oder animalische Noten enthält.

Würzig
In der Naturparfümerie gibt es Düfte mit würzigen Noten von Nelkenblüte, Muskatnuss, Zimt, Pfefferarten, Koriander, Majoran und vielen anderen.

Z

Zibet
Zibet wird in der Parfümerie nicht mehr verwendet. Es wurde aus dem Drüsensekret der äthiopischen Zibetkatze gewonnen.

Duftfamilien in der Welt des Parfums

In der Parfümerie werden Duftkreationen in Duftfamilien eingeteilt. Je nachdem, welche ätherischen Öle für die Komposition verwendet werden, können auch Naturparfums in bestimmte Geruchskategorien eingeteilt werden. Einige Duftfamilien, wie zum Beispiel die Gruppe der aquatischen Düfte, sind mit reinen ätherischen Ölen nicht herstellbar. Dennoch ist es möglich, Kreationen mit maritimer Ausstrahlung zu kreieren, wenn man Öle verwendet wie Meerkiefer, Meerfenchel oder Algenextrakt. Die Duftfamilien sollen lediglich als Leitfaden dienen, um die Parfums einer bestimmten Duftrichtung zuordnen zu können.

Meiner Ansicht nach ist es für den Naturparfumeur viel spannender, Duftkompositionen entstehen zu lassen, die in keine Kategorie klar einzuordnen sind. Oft entwickeln sich dabei kleine olfaktorische Kunstwerke. Für unsere Nase ist es eine aufregende Herausforderung, völlig neue Wohlgerüche zu entdecken, die ungewöhnlich und keiner klassischen Duftrichtung zuzuordnen sind. Hierfür ist Freude am Experimentieren von großem Vorteil. Selbst scheinbar große Gegensätze können in der richtigen Dosis manchmal sehr aufregend duften.

Wie man Ungewöhnliches zusammenfügen und trotzdem Harmonie entstehen lassen kann, erfahren Sie im Kapitel „Ein Naturparfum selbst komponieren."

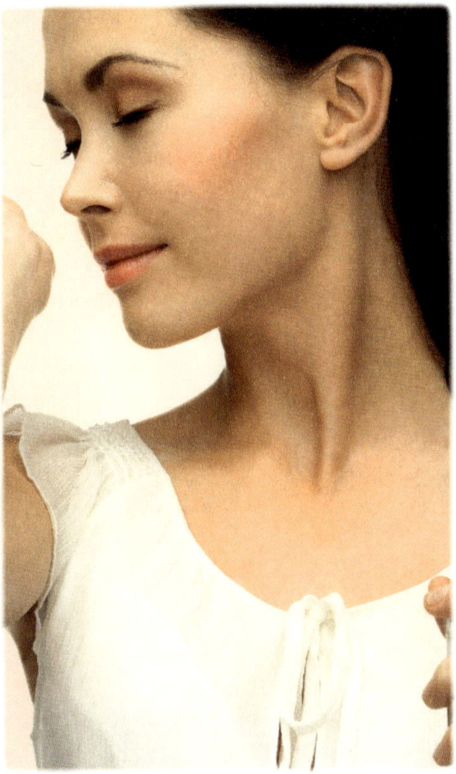

Beispiele von Duftfamilien

Blumig

Die Duftfamilie der blumigen Parfums bietet die größte Palette verschiedener Variationen. Blumige Naturparfums haben eine besonders ausgeprägte Herznote mit Duftnoten von Blüten. Die Duftprofile reichen von üppig-süß bis hin zu exotisch duftend, mit narkotischer Ausstrahlung. Die Familie der blumigen Naturparfums wird unterteilt in:

- blumig fruchtig
- blumig holzig
- blumig grün

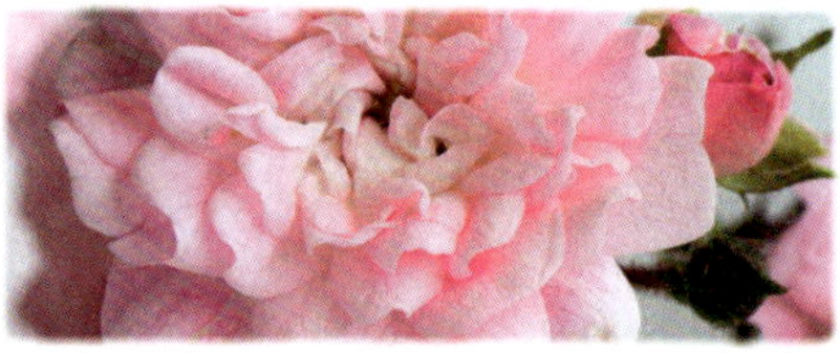

In der klassischen Parfümerie gibt es noch zwei weitere Kategorien, jedoch nicht in der Naturparfümerie. Es sind die blumig aldehydigen Parfums und die blumig aquatischen Düfte. Sie werden synthetisch erzeugt und entfallen bei konsequentem Einsatz von naturreinen ätherischen Ölen.

Holzig

Holzige Düfte haben eine ausgeprägte Basisnote und einen erdenden Duftcharakter. Düfte dieser Gruppe enthalten oft kostbares Sandelholz, rauchige Hölzer wie Guajak, leicht süßlich duftendes Palo Santo, Vetiver, trockene Duftnoten von Zederholzarten und viele andere. Sie werden ebenfalls in weitere Unterkategorien aufgeteilt:

- holzig würzig
- holzig aromatisch
- holzig chypre
- holzig moschus

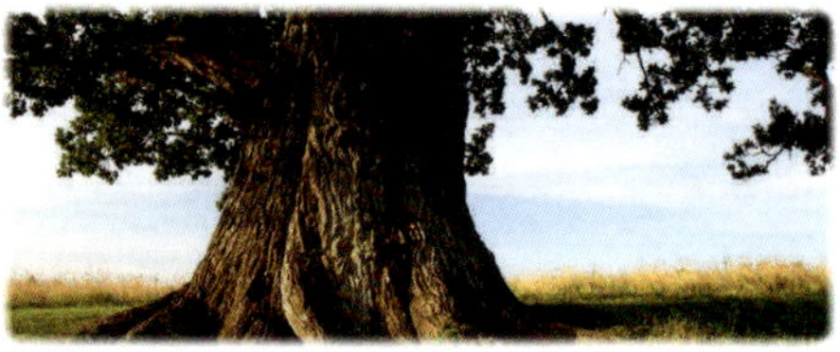

Es entfällt auch hier die Duftgruppe der holzig aquatischen Parfums, da sie mit natürlichen Ingredienzien nicht hergestellt werden können.

Aromatisch

Die aromatisch riechenden Parfumkompositionen werden aus Ingredienzien verschiedener Kräuter hergestellt, wie zum Beispiel Rosmarin, Lavendel, Salbeisorten, Immortelle, Myrte und andere. Sie haben oft eine frische Ausstrahlung und werden gerne auch mit Zitrusnoten kombiniert. Folgende Gruppen gibt es in der Kategorie der aromatischen Naturparfums:

- aromatisch würzig
- aromatisch grün
- aromatisch fruchtig
- aromatisch fougère

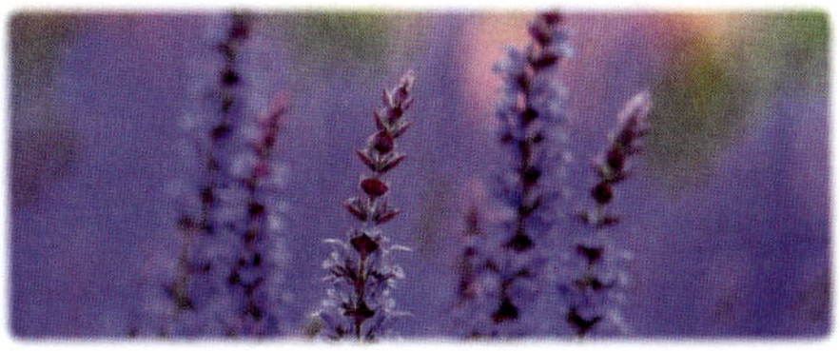

Chypre

Der Begriff Chypre ist eine Phantasie-Bezeichnung von Francois Coty aus dem Jahr 1917. Das Wort Chypre ist französischer Herkunft und bedeutet übersetzt Zypern. Zu einem Chypreduft gehören in seiner klassischen Form Patchouli, Labdanum, Eichenmoos und Bergamotte. Chypre Düfte werden in zwei Gruppen eingeteilt:

- chypre fruchtig
- chypre blumig

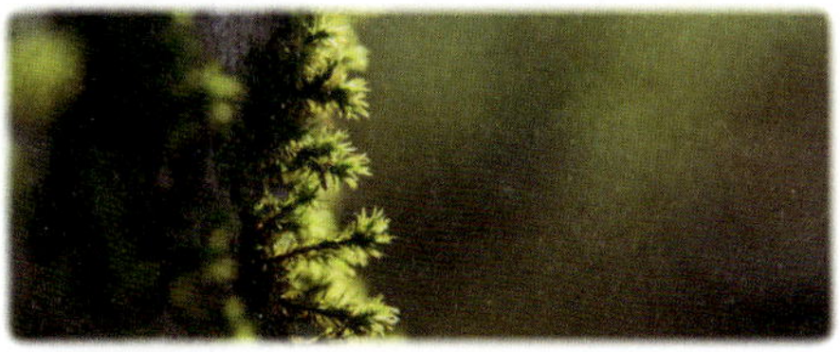

Zitrus

Zitrusdüfte erfreuen sich großer Beliebtheit bei ihren Trägern. Sie sind freundlich, spritzig, versprühen Leichtigkeit und Esprit. Naturparfums mit Zitrusnuancen haben eine dominante Kopfnote und können kreiert werden mit Bergamotte, Zitrone, Yuzu-Zitrone, Orange und anderen ätherischen Ölen. Die Duftfamilie ist aufgegliedert in:

- zitrus aromatisch
- zitrus gourmand

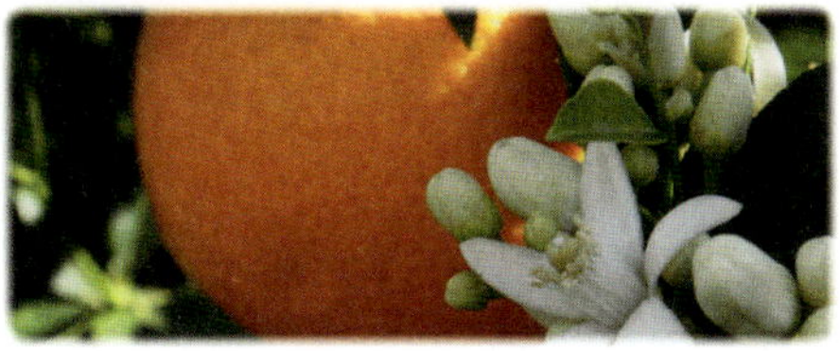

Orientalisch

Wenn wir an orientalische Düfte denken, entstehen Bilder von Tausendundein Nacht. Zu dieser Duftfamilie gehören Düfte mit ausgeprägter Basisnote und sinnlich warmen Duftnoten. Sie sind oftmals schwer und verkörpern Fülle. Orientalische Naturparfums entstehen auf der Basis von ätherischen Ölen wie Weihrauch, Sandelholz, Tolu, Myrrhe, Benzoe Siam, Narde und von exotischen Blüten wie Ylang Ylang, Rosenvariationen und Gewürzen kostbarster Art.

- orientalisch blumig
- orientalisch holzig
- orientalisch würzig
- orientalisch fougère
- orientalisch vanille

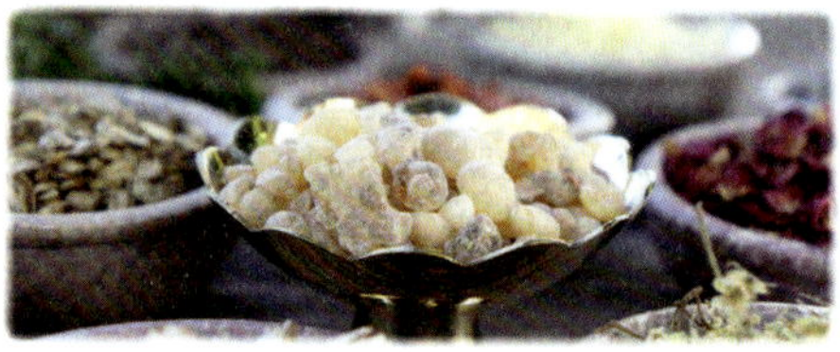

Duftnoten-Rad mit den 7 Grundgerüchen

nach Dr. Günther Ohloff

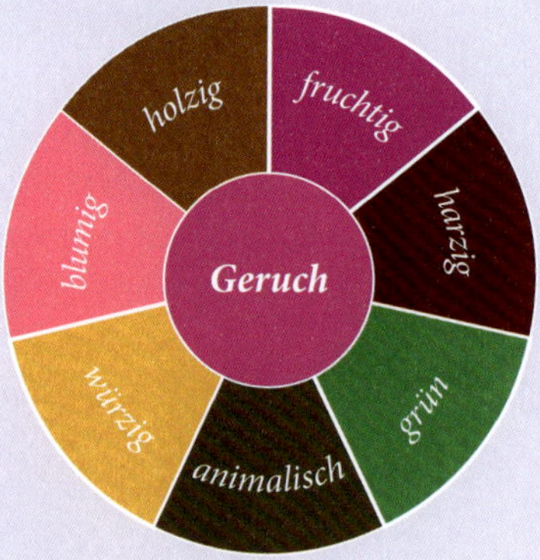

Duftkonzentrationen von Naturparfums

Sowohl in der konventionellen als auch in der Naturparfümerie werden Parfumkreationen in unterschiedliche Duftstärken eingeteilt. Auf vielen Parfumflaschen befinden sich Abkürzungen wie „EdT“ (Eau de Toilette) und „EdP“ (Eau de Parfum). Hierbei handelt es sich um die Zuordnung eines Parfums nach der Konzentration seiner duftgebenden Inhaltsstoffe. Wie stark ein Parfum ist, hängt vom prozentualen Anteil an ätherischem Öl ab und dem zusätzlichen Anteil von Alkohol, destilliertem Wasser oder Pflanzenhydrolat. Eine Duftmischung wird demzufolge in folgende Kategorien eingestuft.

Eau de Fraîche (1 %–3 %)
Mit einem Gehalt von 1 %–3 % ätherischer Öle kann man einen leichten, erfrischenden Duft zaubern, der jedoch nur kurz wahrnehmbar ist und ziemlich schnell verfliegt. Diese Art von Naturparfum ist geeignet für Frühlings- und Sommermischungen, da man in dieser Jahreszeit leichte Nuancen feiner Zitrusdüfte und Minzarten, Rosmarin, Lavendel, Myrte und ähnliche bevorzugt. Um ein solches Naturparfum zu komponieren, verwendet man helle Kopfnoten, die sich schneller verflüchtigen und keine schwere, langanhaltende Basis haben. Solche Düfte sind fröhlich und beschwingt und können durch ihren dezenten, frischen Charakter jederzeit getragen werden.

Eau de Cologne (3 %–5 %)
Der berühmte Mailänder Johann Maria Farina machte im Jahre 1709 das legendäre „Kölnisch Wasser 4711“ (Eau de Cologne) salonfähig. Französische Soldaten prägten den Begriff „Eau de Cologne“ und selbst Napoleon Bonaparte und Goethe machten von diesem duftenden Wässerchen Gebrauch. In dieser Zeit kam das Eau de Cologne in Mode und fand im europäischen Raum reißenden Absatz. Ähnlich wie beim Eau de Fraîche werden auch hier leichte Kopfnoten von würzigen aromatischen Kräutern wie Rosmarin, Minze und anderen verwendet. Unter den Rezepturen in diesem Buches finden Sie auf Seite 124 eine klassische Mischung für ein Eau de Cologne.

Eau de Toilette (5%–9%)

Eau de Toilette (EdT) ist eine moderne und sehr beliebte Parfumvariante der leichteren Art. Das Parfum ist bei Männern und Frauen gleichermaßen beliebt, da es sowohl tagsüber als auch am Abend getragen werden kann. Um ein Naturparfum dieser Duftstärke zu kreieren, verwendet man vorwiegend Kopf- und Herznoten sowie leichte Basisnoten. In die Gruppe der „leichten Basisnoten" können wir Düfte einordnen, die zwar einige Stunden auf der Haut haltbar sind, aber keinen dominanten Eigenduft haben. Dazu zählen die holzigen Düfte wie Sandelholz, Palo Santo oder Zeder, aber auch balsamische Basisnoten wie Benzoe Siam, Honig, Tolu. Schwere Blütendüfte oder Basisnoten sind eher beim Eau de Parfum oder noch stärkeren Duftkompositionen zu finden.

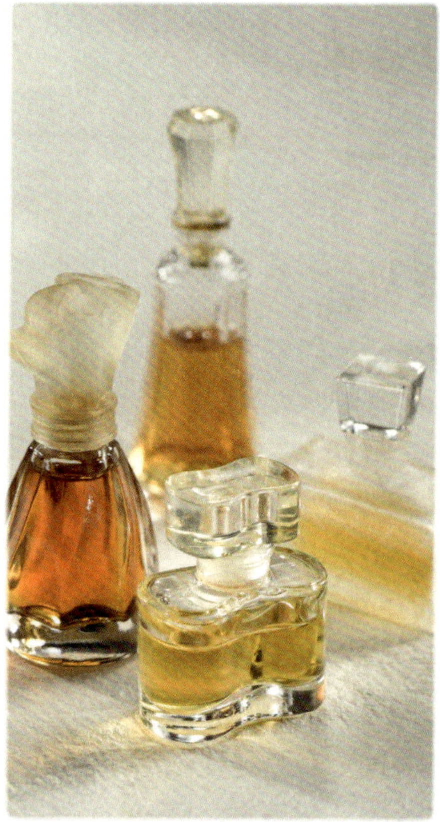

Eau de Parfum (9%–14%)

Ein Eau de Parfum (EdP) ist die stärkere Variante zum Eau de Toilette und die stärkste Konzentration für die eigene Parfumherstellung. Die Erfindung des Eau de Parfum ist einer französischen Steuergesetzgebung im Jahr 1979 geschuldet, die die Erhöhung der Luxussteuer von 18% auf 33% vorsah. Um am Markt der führende Parfumproduzent zu bleiben, gelang es den Franzosen durch eine neue Namensgebung, das Parfum dieser Konzentration als Hygieneartikel einordnen zu lassen, so dass das neue Steuergesetz zu keiner Preiserhöhung führte. Die Stunde des Eau de Parfum war gekommen. In der Naturparfümerie verwenden wir für diese Parfumkompositionen gerne kräftige Fixative wie Sandelholz, Patchouli und Zeder als Basisnoten. Ein Eau de Parfum mit einem ätherischen Öl-Anteil von über 10 % zeigt eine angenehme Haftung auf der Haut. Im Handel erhältliche Eaux de Parfum mit der Bezeichnung „Intense" können sogar bis zu 20 % Duftstoffanteile aufweisen. Diese Düfte werden gerne für den Abend verwendet.

Parfum/Extrait (≥15 %)

Düfte dieser hohen Konzentration werden auch als „L´Intense" oder „L´Absolue" bezeichnet. Die Herstellung ist allerdings nur für erfahrene Parfumeure gedacht. Ab einem Duftstoffanteil von 15 % bedarf es umfangreicher Kenntnisse über die körperlichen und psychischen Wirkungen der ätherischen Öle.

Dosiertabelle für ca. 10 ml Naturparfum auf Alkoholbasis

	ätherische Öle %	ätherische Öle ml	ätherische Öle Tropfen	unvergällter Weingeist
Eau de Fraîche	1–3 %	0,1–0,3 ml	ca. 3–8 Tr.	10 ml
Eau de Cologne	3–5 %	0,3–0,5 ml	ca. 8–12 Tr.	9 ml
Eau de Toilette	5–9 %	0,5–0,9 ml	ca. 12–23 Tr.	9 ml
Eau de Parfum	9–14 %	0,9–1,4 ml	ca. 23–35 Tr.	9 ml

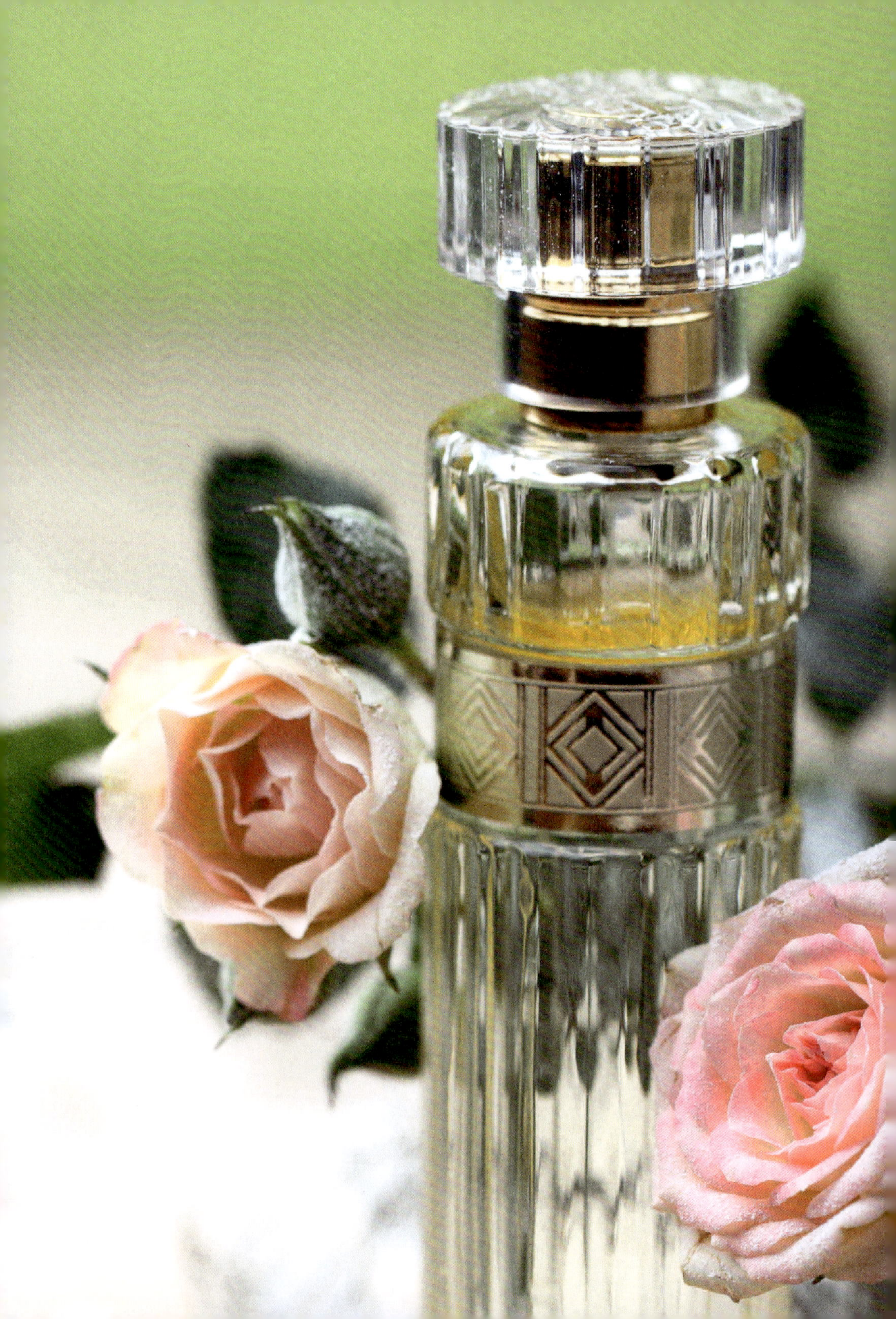

Ein Naturparfum selbst komponieren

Naturreine Düfte zu komponieren inspiriert und macht große Freude. Die Arbeit mit Pflanzenduftstoffen ist abwechslungsreich und kreativ. Um zu einem gelungenem Ergebnis zu kommen, sollte die Grundregel der drei Duftebenen angewendet werden, die folgendes besagt:

Eine harmonische Duftmischung setzt sich immer aus drei Ebenen zusammen. Die erste Ebene, den „Körper" eines Parfums, bilden die Basisnoten, die – abgeleitet vom französischen Wort für Basis (Fond) – auch als Fondnoten bezeichnet werden. Sie entfalten ihren Duft langsam, haben jedoch eine gute Haltbarkeit. Die zweite Ebene, das „Herz" (Coeur), wird von den Herznoten gebildet. Sie prägen die Mitte, die „Seele" der Mischung. Herznoten entfalten sich mäßig schnell und hinterlassen oft einen sehr starken Dufteindruck. Die meisten Herznoten sind leichtere oder schwerere Blütendüfte.

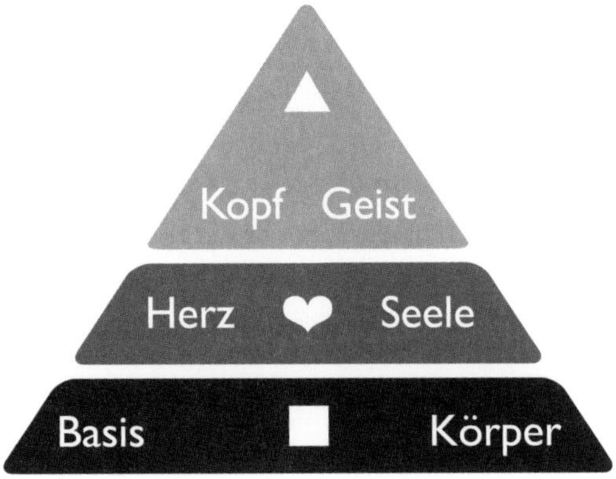

Die dritte Ebene, der „geistige" Aspekt, kommt durch die Kopfnoten (Tête) zum Ausdruck. Sie bilden die Spitze, die „top note" eines Parfums. In der Gruppe der Kopfnoten finden wir Düfte mit flüchtigem Charakter. Diese wirken meist anregend und konzentrationsfördernd. Durch ihre schnelle Flüchtigkeit nehmen wir sie in einer Parfumkreation immer als erstes war.
Sind alle drei Ebenen miteinander vereint, entfaltet sich ein harmonischer Duft, der als sehr angenehm wahrgenommen wird.

Duftnoten

Entsprechend der bereits erklärten drei Ebenen lassen sich die meisten ätherischen Öle in die drei Noten, Basis-, Herz- und Kopfnote einteilen. Kriterium für diese Einteilung ist unter anderem die Länge der Wahrnehmbarkeit des Duftes. Einige Öle bilden Übergänge zwischen Kopf- und Herznote oder zwischen Herz- und Basisnote. Sie werden nachfolgend (Seite 51) als „die aus der Reihe Tanzenden" genannt.

Basisnoten ■

Basisnoten bilden die solide Grundlage einer Parfumkomposition. Sie sind langsam flüchtig und entfalten ihren Duft erst allmählich. Sie fixieren die leicht flüchtigen Kopfnoten und verleihen der gesamten Kreation Haltbarkeit. Typische Vertreter von ätherischen Ölen mit Basisnote sind die Düfte von Hölzern, Harzen, Wurzeln oder Samen. Häufig handelt es sich um Extrakte oder Resinoide. Ihre Substanz ist eher zähflüssig, trüb und manchmal klebrig. Ihr Duft verleiht einer Komposition entweder einen sinnlich warmen Hintergrund oder hat einen erdigen, muffigen Charakter mit aphrodisierender Wirkung. Wieder andere Düfte mit ausgeprägter Basisnote haben eher einen süßen, warmen Duftcharakter. Auf unseren Gemütszustand wirken Basisnoten erdend, schützend und umhüllend.

Beispiele für Basisnoten

Adlerholz, Benzoe Siam, Elemi, Honig, Karottensamen, Moschuskörner, Myrrhe, Nagar Motha, Opopanax, Palo Santo, Patchouli, Styrax, Tolu, Tonkabohne, Vanille, Vetiver, Weihrauch, Zeder

Basisnoten haften nicht nur lange auf der Haut, diese ätherischen Öle sind auch am längsten haltbar. Düfte, wie zum Beispiel Vetiver, verbessern sogar ihre Duftqualität, je länger sie lagern.

Haftungszeit auf der Haut: ca. 8 Stunden und mehr

Herznoten ❤

Die Mitte einer fein abgestimmten Duftkreation bilden die Herznoten. Als Bindeglied zwischen Basis- und Kopfnoten übernehmen sie in der Komposition eine wichtige Rolle. Die Wahl der Herznoten hat Einfluss auf den typischen Charakter eines Parfums. In der Gruppe der Herznoten finden wir vor allem Blütendüfte aus aller Herren Länder sowie Düfte von Gräsern, Kräutern und Blättern. Ihre Duftnoten können lieblich zart oder sehr intensiv sein.

Beispiele für Herznoten

Angelikawurzel, Champaca, Davana, Frangipani, Ginster, Iris, Jasmin, Kamille blau, Kamille römisch, Lavendel, Lindenblüte, Lotus, Magnolienblüte, Magnolienblätter, Melisse, Mimose, Neroli, Osmanthus, Palmarosa, Rose, Rosengeranie, Tuberose, Veilchenblätter, Ylang Ylang, Zimt

Herznoten öffnen uns für die schönen Dinge des Lebens und berühren im wahrsten Sinne des Wortes unser Herz. Sie haben die Eigenschaft, besonders unseren seelischen Bereich anzusprechen und beeinflussen unsere Gefühlswelt. Unter ihnen befinden sich die berauschend-narkotische Düfte von Jasmin oder Tuberose sowie sanftere Düfte von Neroli, Mimose, Iris und Veilchenblätter.

Die Haltbarkeit der Herznoten ist abhängig vom Gewinnungsverfahren. Einige Duftöle, wie zum Beispiel Rosenöl und Sandelholz, reifen im Laufe der Zeit und steigern noch ihre Duftqualität. Im Durchschnitt kann von einer Haltbarkeit von circa 4 Jahren ausgegangen werden.

Haftungszeit auf der Haut: ca. 4 Stunden

Beispiele für Kopfnoten

Bergamotte, Blutorange, Eisenkraut, Grapefruit, Lemongrass, Limette, Litsea, Mandarine, Nanaminze, Orange, Pfefferminze, Rosmarin, Tulsi, Ysop, Zitrone

Kopfnoten ▲

Von einem Parfum nehmen wir die Kopfnoten zuerst wahr. Der Parfumeur spricht von Angeruch eines Duftes. Kopfnoten sind der strahlend helle Punkt der Komposition und hoch in ihrer „Schwingung". Als leichtester Teil der Gesamtkomposition sind sie, verglichen mit den anderen Duftnoten, am schnellsten flüchtig. Um ihren Duft länger erfahrbar zu machen, müssen sie mit dem Gegengewicht der schweren Basisnoten gut fixiert werden. Die Gruppe der Kopfnoten umfasst die meisten Zitrusöle, viele Minzarten, verschiedene Kräuter und Nadelhölzer. Sie erinnern an den jungen Tag, den Sonnenaufgang, den Morgentau, der schillernd glänzend auf Pflanzen und Blüten liegt und die ersten Sonnenstrahlen einfängt. Kopfnoten wirken inspirierend auf unseren Geist und sind in der Lage, unsere Konzentrationsfähigkeit zu steigern. Düfte mit ausgeprägten Kopfnoten erfrischen uns, wecken unsere Lebensgeister und sind voller Dynamik: Das heitere Bergamotteöl als sonniger Gruß aus dem Süden Siziliens, ein kühler frischer Hauch von Nanaminze oder das grasig zitronige Aroma von Lemongrass aus Bhutan und viele andere.

Zitrusöle sind aufgrund ihres Gewinnungsverfahrens nur circa 1 Jahr haltbar. Nadelbaumöle behalten ihre Duftqualität bis zu 2 Jahren. Nach dieser Zeit verlieren die meisten Kopfnoten ihren fruchtigen, frischen oder waldigen Duft.

Haftungszeit auf der Haut: ca. 20 Minuten

Die aus der Reihe Tanzenden

Einige der duftenden Pflanzenessenzen können nicht eindeutig den Kopf-, Herz- und Basisnoten zugeordnet werden. Ihre Duftnoten zeigen einen Schwerpunkt, weisen jedoch eine Tendenz zur tieferliegenden Note auf. Daher sind sie besonders gut geeignet, Übergänge zwischen den drei Noten zu schaffen und das Parfum abzurunden. Walddüfte wie Douglasfichte, Kiefernnadeln, Weißtanne und Zirbelkiefer gehören zu den Kopfnoten mit Tendenz zur Herznote. Cistrose und Sandelholz tendieren zur Basisnote, werden aber aufgrund ihres etwas feineren Duftes den Herznoten zugeordnet. Sie gehören zu den besonders guten Fixativen. Die Gruppe der „Mischfarben" ist für den Parfumeur von großer Bedeutung. Anhand dieser kann er sogar starke Gegensätze miteinander verbinden und kleine Korrekturen vornehmen, wenn dem Duft noch das „gewisse Etwas" fehlt.

Kopf ▲ ⇩ (Tendenz Herznoten)	Beispiele: Douglasfichte, Fenchel, Ingwer, Kiefernnadel, Koriandersamen, Kreuzkümmel, Lorbeerblätter, Muskatellersalbei, Muskatnuss, Myrte, Pfeffer schwarz, Riesentanne, Veilchenblätter, Weißtanne, Zirbelkiefer
Herz ❤ ⇩ (Tendenz Basisnoten)	Beispiele: Cistrose, Ho-Blätter, Immortelle, Kaffee, Kakao, Linaloeholz, Narde, Rhododendron, Sandelholz

Basisstoffe für die Herstellung von Naturparfums

Unvergällter Weingeist

Zum Verdünnen von ätherischen Ölen sollte man nur hochprozentigen Trinkalkohol (Ethanol) verwenden, der in Apotheken als unvergällter Weingeist angeboten wird. Er sollte für die Naturparfumherstellung 70%–96%ig sein. Je dickflüssiger die ätherischen Öle sind und je höher der Anteil an Resinoiden und Extrakten ist, desto höherprozentig sollte der Alkohol sein, damit sich auch die harzigen Bestandteile gut lösen können. Vergällter Alkohol wird im Herstellungsverfahren von Naturparfums nur zur Reinigung der Gefäße verwendet. Er enthält Zusätze, um ihn als Getränk ungenießbar zu machen. Als Vergällungsmittel werden unter anderem Phthalate (PEHG) eingesetzt, die das Bundesministerium für Arzneimittel und Gesundheit bereits 2006 als gesundheitsschädlich eingestuft hat.

Trägeröle (Basisöle)

Als Alternative zu Alkohol können Parfums auch auf der Grundlage von Trägerölen, auch Basisöle genannt, hergestellt werden. Ölbasierende Parfums sind besonders zu empfehlen, wenn hochprozentiger Alkohol auf der Haut nicht gut vertragen wird. Trägeröle sind fette Öle, die entweder einen leichten, sehr dezenten Eigengeruch haben oder geruchsneutral sind. Im Gegensatz zu ätherischen Ölen sind sie nicht flüchtig, sondern hinterlassen einen Fettfilm auf der Haut. Trägeröle sind im Vergleich zu Weingeist weniger lang haltbar. Der hohe Anteil an ungesättigten Fettsäuren reagiert nach dem Öffnen mit Sauerstoff, sodass Oxidationsprozesse in Gang gesetzt werden, die nach einer entsprechenden Zeit zu einer Geruchsveränderung führen können (Ranzigkeit). Achten Sie beim Kauf eines Trägeröls auf gute Qualität. Zu bevorzugen sind kaltgepresste Öle in nativer oder extra nativer Qualität. Damit fette Öle länger haltbar sind, sollten sie an einem trockenen, kühlen Platz in Braun- oder Grünglasflaschen gelagert werden.

Jojobaöl (Haltbarkeit ca. 2 Jahre)
Jojobaöl ist sehr hautpflegend und zugleich geruchsneutral. Es ist ein flüssiges Wachs, wird nicht ranzig und bildet eine gute Grundlage für natürliche

Duftkompositionen auf ölhaltiger Basis. Jojobaöl eignet sich besonders gut für empfindliche, trockene Haut.

Aprikosenkernöl (Haltbarkeit ca. 1 Jahr)
Aprikosenkernöl wird aus den Kernen der Aprikose gewonnen und hat einen weichen, süßlichen Geruch mit mandelartigem Aroma. Durch den besonders hohen Anteil an ungesättigten, essentiellen Fettsäuren und Inhaltsstoffen wie Vitamin E und B ist es wertvoll für die Haut. Aprikosenkernöl verwendet man am besten für blumige, süße und/oder Gourmanddüfte.

Mandelöl süß (Haltbarkeit ca. 1 Jahr)
Mandelöl wird aus den Samen der Süßmandel gewonnen. Kaltgepresstes süßes Mandelöl hat viele wertvolle Inhaltsstoffe und hautpflegende Eigenschaften. Es hat eine ähnliche Zusammensetzung wie Aprikosenkernöl, ist jedoch geruchsneutraler. Es eignet sich für alle Parfumkreationen.

Sesamöl (Haltbarkeit ca. 1,5 Jahre)
Sesamöl wird seit Jahrtausenden zur Körper- und Schönheitspflege verwendet. Es hat die Eigenschaft, Düfte auf der Haut länger zu halten und ist somit eine ideale Grundlage für Duftkompositionen. Die starke antioxidative Wirkung und der hohe Gehalt an Vitamin E des durch Kaltgepressung gewonnenen Öls wirken positiv auf unsere Haut. Sesamöl hat eine leicht erwärmende, durchblutungsfördernde Wirkung und sollte deshalb nicht auf entzündete Hautpartien aufgetragen werden.

Arganöl (Haltbarkeit ca. 1 Jahr)
Arganbäume, aus dessen Samen dieses Öl gewonnen wird, haben ihre Heimat im Südwesten von Marokko, wo der Baum hochgeschätzt und als heilig angesehen wird. Das wertvolle Öl diente dem Berbervolk als Nahrungsmittel, zur Haut- und Haarpflege und für medizinische Zwecke. Arganöl hat einen leicht nussigen Geruch und kann als kostbare hautpflegende Parfumgrundlage verwendet werden.

Distelöl (Haltbarkeit ca. 1 Jahr)
Das aus den Samen der Färberdistel durch Kaltpressung gewonnene Distelöl hat einen außergewöhnlich hohen Anteil an Linolsäure (75 %). Diese ungesättigte Fettsäure ist ein wahres Anti-Aging Mittel. Distelöl ist ein geruchsneutrales Basisöl, das schnell in die Haut einzieht und keinen Fettfilm hinterlässt. Durch diese guten Eigenschaften ist es in der Naturparfümerie gut verwendbar.

Pflanzenwässer
Pflanzenwässer, auch Hydrolate genannt, entstehen als Nebenprodukt der Wasserdampfdestillation zur Gewinnung von ätherischen Ölen. Sie enthalten neben einem geringen Anteil an ätherischem Öl (≤ 1 %) auch wasserlösliche Pflanzenstoffe und bestehen zu 99 % aus Wasser. Die Haltbarkeit von Hydrolaten ist bei kühler, lichtgeschützter Lagerung auf etwa 1 Jahr begrenzt. Um ihre Haltbarkeit zu gewährleisten oder zu verlängern, wird dem Hydrolat – je nach Hersteller – Weingeist zugesetzt. Zur Herstellung von Naturparfums sind sie sehr gut geeignet. Mithilfe der verschiedenen Pflanzenwässer können Duftkreationen abgerundet, verdünnt oder weicher gemacht werden. Auch eine bereits fertige Duftkreation lässt sich zum Beispiel mit etwas Rosenwasser strecken. Ein Nachteil ist, dass Duftmischungen durch den Zusatz von Pflanzenwässern oder destilliertem Wasser trüb werden. Filtern Sie jedoch zum Schluss ihre fertige Duftmischung, wird diese wieder klar. Gießen Sie hierfür Ihre Mischung langsam durch einen mit einem Faltenfilter ausgekleideten Glastrichter (Faltenfilter vorher mit Alkohol befeuchten). Die filtrierte Duftmischung kann nun in einer gut verschließbaren Braunglasflasche aufbewahrt werden. Glastrichter gibt es, je nach Bedarf, in unterschiedlichen Größeneinheiten.

Hamameliswasser
Hamameliswasser wirkt auf unserer Haut belebend und porenverfeinernd. In der Naturparfümerie können mithilfe seines herb-krautigen Duftes Parfumkompositionen weiter abgerundet werden. Wird eine Parfumkreation auf Alkoholbasis mit Hamameliswasser ergänzt, fällt diese weicher und weniger scharf aus.

Lavendelwasser

Das hautstärkende Lavendelwasser eignet sich für aromatische, koniferige oder mediterrane Duftkreationen. Sein krautig-lieblicher Duft wirkt klärend und rundet eine gelungene Duftmischung harmonisch ab. Überall da, wo Entspannung und Entschleunigung gefragt ist, ist Lavendelwasser eine gute Wahl.

Myrtenwasser

Myrtenwasser hat einen aromatischen Duft mit fruchtigen, würzigen Noten. Für ein erfrischendes Eau de Cologne oder eine leichte, erfrischende Duftkomposition kann das „Engelswasser", wie man es einst bezeichnete, eine gelungene Ergänzung sein.

Neroliwasser

Das hautpflegende Neroliwasser wirkt beruhigend auf Körper, Geist und Seele. Der zarte, fein-blumige Duft der Bitterorangenblüten kommt im Neroliwasser besonders zur Geltung. Frische, aromatische Eaux de Cologne, leichte, mediterrane Duftmischungen und alle blumigen Düfte lassen sich mit Neroliwasser gut kombinieren.

Rosenwasser

Rosenwasser hat eine harmonisierende Wirkung auf unsere Haut und unsere Sinne. Im Gegensatz zum üppigen, berauschenden Duft des ätherischen Rosenöls, duftet es fein-blumig und subtil. Alle Naturparfums mit klassischen Blumendüften, auch orientalische Düfte und natürliche Moschusnoten sind mit Rosenwasser verdünnbar.

Zirbelkieferwasser

Zirbelkieferwasser fördert unsere körperliche und geistige Regeneration. Sein Duft ist waldig, koniferig, mit einer versteckten Wärme, die insbesondere mit allen Duftkombinationen auf Sandelholzbasis gut harmoniert. Holzige, waldige, aromatische Herrendüfte, die eher herb und wenig süß sind, lassen sich durch den Duft von Zirbelkieferwasser gut ergänzen.

Zubehör für die Parfumherstellung

Braunglasflaschen
Braunglasflaschen dienen sowohl der Aufbewahrung der einzelnen ätherischen Öle und der fertigen Mixturen, als auch zur Lagerung von Alkohol. Es ist empfehlenswert, fertige Mischungen zur Reifung der Duftkompositionen in Braunglasflaschen aufzubewahren, da ätherische Öle lichtempfindlich sind und so lange wie möglich dunkel gelagert werden sollten. Braunglas und Blauglas sind gute und preiswertere Alternativen zum Violettglas. Für die Grundausstattung ist es sinnvoll, sich einige Braunglasflaschen in den Größen 5 ml, 10 ml, 20 ml, und 50 ml zu besorgen. Als Schraubverschluss kann ein normaler Verschluss oder einer mit Tropfpipette dienen.

Pipetten / Glasmessbecher
Tropfpipetten sind Glaspipetten, die mit dem Gewindeverschluss des Fläschchens verbunden sind. Der Vorteil ist, dass diese Tropfpipetten dadurch mit weniger Sauerstoff in Kontakt kommen. Sie sind eine hygienische Variante, ätherische Öle und Mixturen dem Fläschchen zu entnehmen. Essenzen lassen sich so recht gut dosieren.
Einwegpipetten (Kunststoff-Pipetten) sind in Apotheken oder im Online-Handel für Laborwaren beziehbar. Je nach Hersteller liegen sie bereits den 1 ml Fläschchen mit ätherischem Öl bei und sind günstigstenfalls in ihrer Tropfgröße bereits der Konsistenz des jeweiligen ätherischen Öls angepasst. Für den Zukauf von Pipetten eignen sich graduierte Kunststoff-Pipetten (Pasteur-Pipetten) mit Markierungen für leichtes Abmessen und Dosieren. Mit diesen Pipetten kann auch die für manche Rezepturen benötigte halbe Tropfenmenge abgemessen werden. Eine Wiederverwendung ist möglich, allerdings sollte beachtet werden, dass ätherische Öle bei längerem Gebrauch Plastik angreifen.
Glaspipetten eignen sich für die Entnahme größerer Mengen ätherischer Öle. Sie sind höherpreisig und müssen nach jedem Gebrauch mit hochprozentigem Alkohol sorgfältig gereinigt werden. Geeignete Größen sind Pipetten für 3 ml bis 10 ml Flüssigkeit.

Einfache Bechergläser (250 ml mit Ausguss) und Glasrührstäbchen erhalten Sie im Labor-Fachhandel.

Vereinfachte Umrechnung zur Bestimmung der Tropfenmenge

Milliliter	0,1 ml	1 ml
Tropfen	2,5	25
% in 10 ml Parfum	1 %	10 %

Apothekerwaage

Ätherische Öle sind manchmal mehr, manchmal weniger zähflüssig, und nicht immer sind die Tropfer auf die jeweilige Viskosität eingestellt. Steigt man etwas tiefer in das Thema Parfumherstellung ein, ist es sinnvoll, die Abmessungen der ätherischen Öle mit einer digitalen Feinwaage vorzunehmen. Circa 1-1,5 Tropfen eines ätherischen Öls entsprechen 25 mg. In der Fachliteratur findet man übrigens für Tropfen häufig die Bezeichnung gtt (lat. guttae = Tropfen).

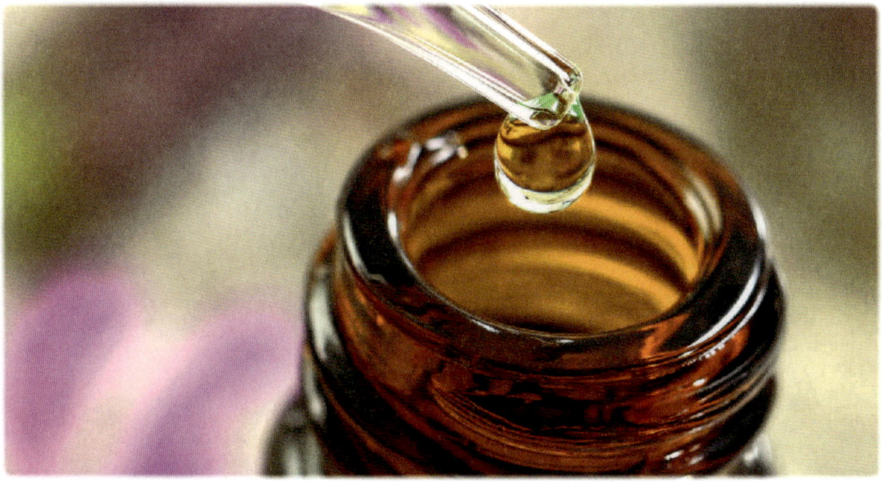

Riechstreifen
Die schmalen, länglichen Streifen aus Vliespapier eignen sich besonders gut, den Duft der einzelnen ätherischen Öle und der Mischungen zu testen. Durch die hohe Saugfähigkeit des Papiers werden die Essenzen gut aufgenommen. Der Duft kann sich optimal entfalten. Für einen Parfumeur sind Riechstreifen ein unverzichtbares Arbeitsutensil zur genauen Beurteilung einzelner Duftstoffe. Durch die Riechstreifen kann sehr präzise die Duftentwicklung nach den drei Duftnoten (Kopf-, Herz-, Basisnoten) beurteilt werden. Beste Dienste leisten sie bei der Bewertung einer zusammengefügten Mischung und zur Beurteilung der gesamten Komposition.

Braunglas-Sprühfläschchen / Flakons
Glassprühfläschchen eignen sich für alle Parfums auf Alkoholbasis. Einfache Fläschchen können günstig in Apotheken oder im Online-Handel erworben werden. Glas- oder Porzellanflakons gibt es in vielen Größen, Farben, Formen und Ausführungen. Besonders schön sind handgeschliffene Kristallflakons.

Roll-On-Fläschchen
Leere Roll-On Braunglas-Fläschchen erhalten Sie in Apotheken (ab 50 ml), in Drogeriemärkten oder im Online-Handel für Kosmetikbedarf. Sie eignen sich besonders gut für Parfums auf Ölbasis. Durch die kleine Kugel kann man das parfümierte Öl sparsam auf den gewünschten Hautpartien verteilen.

Etiketten
Sehr hilfreich ist es, alle Parfumfläschchen sofort mit Etiketten zu versehen. Ist das Etikett groß genug, kann die gesamte Rezeptur vermerkt werden. Meistens bleibt jedoch nur Platz für einen Namen oder eine Nummer. Auf jeden Fall sollte auf dem Etikett die Konzentration und das Abfülldatum erkennbar sein (z.B. Eau de Cologne, Name, Monat/Jahr).

Notizbuch
Sehr sinnvoll ist es, die Rezepturen in einem Notizbuch zu vermerken. Auf diese Weise ist es möglich, eigene Kreationen weiter zu entwickeln und gelungene Duftmischungen schnell nachzumischen.

Eine erste Duftkomposition entsteht

Wählen Sie zunächst eine geeignete Trägersubstanz. Das kann unvergällter Weingeist oder ein Basisöl Ihrer Wahl sein. Zu Beginn wird der Arbeitsplatz eingerichtet. Legen Sie eine geeignete Unterlage auf den Tisch und halten Sie einen Block Riechstreifen und eine Rolle Küchenpapier bereit. Nun bauen Sie sich anhand Ihrer Sammlung an ätherischen Ölen eine kleine Duftorgel auf, indem Sie die Duftstoffe nach Kopf-, Herz- und Basisnoten sortiert im Halbkreis vor sich aufstellen. Wählen Sie für Ihre Duftkomposition circa 6 bis 12 ätherische Öle aus. Nachdem Sie die Anzahl der Tropfen der einzelnen Duftstoffe berechnet haben, beginnen Sie mit einer Pipette zunächst die Basisnoten tropfenweise in ein Glasgefäß oder direkt in ein leeres Braunglasfläschchen zu träufeln. In weiteren Schritten geben Sie Herz- und Kopfnoten dazu. Die Duftentwicklung kann immer wieder mit einem Riechstreifen verfolgt werden. Zum Schluss wird die Mixtur gründlich mit einem Glassrührstäbchen oder einem sauberen Spatel verrührt. Nun kann die entsprechende Menge unvergällter Weingeist hinzugegeben werden. Harzige Duftstoffe wie Benzoe Siam, Myrrhe und Tolu sind in ihrer unverdünnten Form sehr zähflüssig, lassen sich jedoch gut in hochprozentigem Weingeist (96 %) auflösen. Befinden sich noch harzige Bestandteile in Ihrer Duftmischung, gießen Sie diese am Ende

Beispiel zur Berechnung einer möglichen Kombination von Kopf-, Herz- und Basisnoten für 10 ml Parfum
(Grundlage der Berechnung: ca. 1 ml = 25 Tropfen)

Eau de Parfum (12 %ig)	Verhältnis 5 : 2 : 3	Multiplikator	Anzahl Tropfen ätherischer Öle	Einzelöle in Tropfen
Kopfnoten	5	3	15 Tr.	5 + 5 + 5
Herznoten	2	3	6 Tr.	1 + 2 + 3
Basisnoten	3	3	9 Tr.	1 + 3 +3 +2
Summe			30 Tr.	10 Öle

des Mischvorgangs langsam durch einen mit Alkohol befeuchteten Faltenfilter (Laborware, Feinfilter für Spirituosen), der von einem Glastrichter gehalten wird. Anschließend können Sie die fertige Duftmischung in ein sauberes Braunglasfläschchen abfüllen und an einem dunklen, kühlen Ort lagern. Schütteln Sie nicht. Die fertige Duftkreation sollte nun mindestens vier Wochen ruhen. Der Reifeprozess ist besonders wichtig, damit alle Duftingredienzien zusammenwachsen und sich verbinden können. Zum Schluss wird ganz vorsichtig in Flacons abgefüllt, so dass eventuell immer noch vorhandene harzige Bestandteile in der Braunglasflasche bleiben.

Immer der Nase nach – Duftwahl nach persönlichem Empfinden

Beim Angebot hunderter von Pflanzendüften fällt einem die Auswahl nicht immer leicht. Fangen Sie für Ihre Mischung am besten mit den Duftstoffen an, die Sie am meisten lieben. Wählen Sie je nach Duftebene (Kopf-, Herz-, Basisnote) mindestens drei ätherische Öle und erweitern Sie diese schrittweise. Überschreiten Sie dabei jedoch nicht die Höchstmenge der angegebenen Tropfenzahl, die Sie dem nachfolgenden Kapitel entnehmen können.

Tipps für die Herstellung von Naturparfums

- Gegensätzliche Duftnoten erhöhen die Spannkraft der Mischung. So können interessante und mitunter auch provokante Duftkreationen entstehen.
- Ein vitalisierendes, leichtes Parfum entsteht durch Hervorheben von zitrusartigen und frischen Duftnoten.
- Ein schwerer, erdender Duft wird durch Betonung der Basisnoten erzeugt.
- Ein Parfum mit einer ausgeprägten Herznote kann mit anderen Herznoten dezent untermalt werden.
- Für Abendparfums eignen sich orientalische Mischungen mit exotischen Blüten, Harzen und Gewürzen.

Duftentfaltung auf der Haut

- ✓ Jeder Mensch ist einzigartig, und natürliche Düfte riechen auf jeder Haut etwas anders.
- ✓ Feuchte Haut nimmt Düfte besser auf als trockene Haut.
- ✓ Die Evaporation (Verdampfung) des Duftes auf der Haut ist abhängig von Wärme: kalte Hautstellen (hinter dem Ohr) behalten den Duft länger; warme Hautstellen entfalten den Duft schneller (Hals, Handpuls, Armbeuge).
- ✓ Kopfhaare nehmen Düfte gut auf. Versprühen Sie hier das Parfum sparsam, da Alkohol das Haar austrocknet.
- ✓ Geben Sie Ihr Naturparfum nicht nur auf die Haut. Auch Kleidung wie Pullover und Schals aus Wolle sind gute Duftträger. Diese sollten jedoch nicht hell sein, da Naturparfums färben können.
- ✓ Ein Naturparfum behält – je nach Zusammensetzung der Inhaltsstoffe – circa acht Monate seinen Duft.

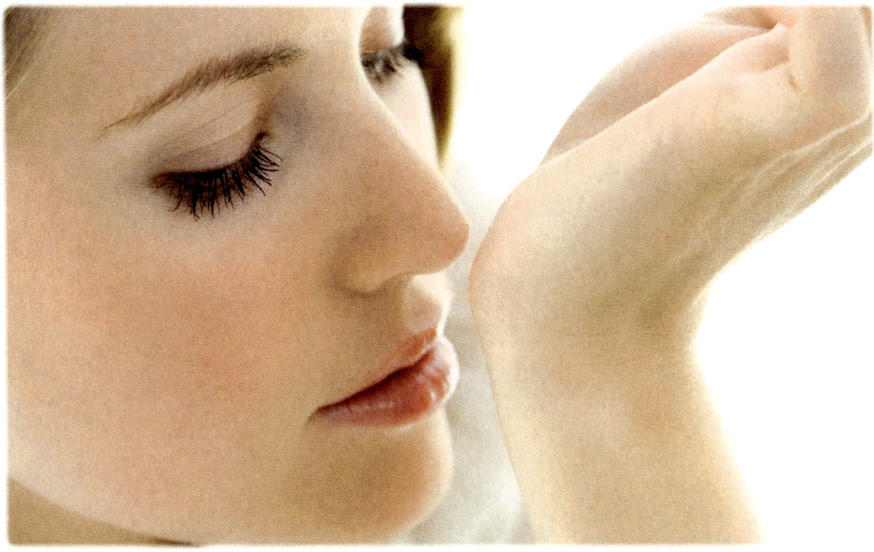

Hinweise für die Herstellung und Verwendung von Naturparfums

→	Ätherische Öle und Duftölmischungen nicht unverdünnt anwenden, nicht schlucken und nicht mit Augen und Schleimhäuten in Berührung bringen
→	Zitrusdüfte und Hölzer mit Kopfnoten sollten zusammen nicht mehr als die Hälfte der ätherischen Öle in einer Mischung ausmachen
→	Eisenkraut und Zitrusdüfte, insbesondere Bergamotte, wirken photosensibel. Schützen Sie Ihre Haut einige Stunden nach der Parfümierung vor UV-Strahlen. Es kann sonst zu Hautverfärbungen und leichten Verbrennungen führen
→	Wählen Sie nur ätherische Öle, die für die Verwendung auf der Haut in entsprechender Verdünnung geeignet sind. Orientieren Sie sich bei der Verwendung der ätherischen Öle immer an den Dosierungsangaben des Herstellers
→	Während einer Schwangerschaft eignen sich Naturparfums in niedriger Konzentration (insg. 5 Tr. pro 10 ml Mandelöl) mit Lavendel fein, Rose, Neroli, Sandelholz oder Vanille.Lassen Sie sich von einem fachkundigen Aromatherapeuten beraten
→	Ätherische Öle können Hautreakionen verursachen. Führen Sie vor der Verwendung einer Duftmischung eventuell einen Allergietest durch, siehe Seite 16
→	Flüssigkeit und Dampf von ätherischen Ölen und Parfummischungen sind leicht entzündbar
→	Ätherische Öle vor Kindern geschützt lagern
→	Selbst hergestellte Parfummischungen können durch harzige Bestandteile Flecken auf heller Kleidung hervorrufen
→	Naturparfums nicht auf verletzte oder offene Hautpartien auftragen

45

Portraits von ätherischen Ölen von A–Z

Adlerholz/Oud

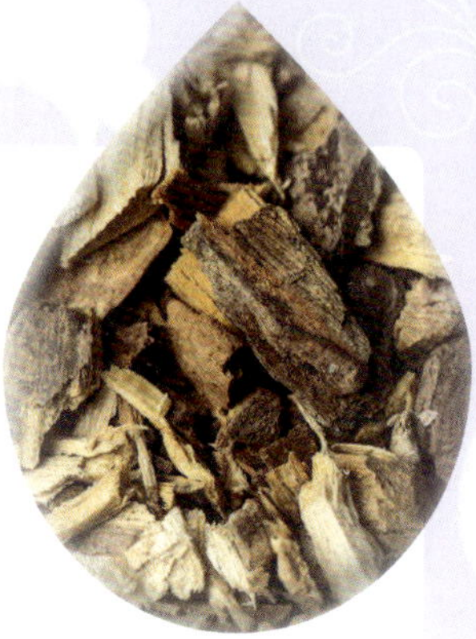

Aquilaria agallocha
Thymelaeceae, Familie der Seidelbastgewächse

Herkunft: Indien, Kambodscha, Laos, Vietnam
Gewinnung: Wasserdampfdestillation des Holzes

Note: Basisnote ■ ➠ Fixativ
Preis für 5 ml 5 %ig: ab ca. 70,-€
Höchstmenge: Adlerholz 5 %ig: 2 Tropfen in 10 ml Parfum
Farbe/Konsistenz: dunkelbraun, leicht zähflüssig
Duftprofil: erdig, balsamisch, rauchig, holzig, würzig, waldig, ambraartig
Harmoniert mit Jasmin, Narde, Orange, Rose, Sandelholz, Styrax, Tolu, Weihrauch, Zeder

Beschreibung: Adlerholzbäume wachsen in den Wäldern Südostasiens und sind leider vom Aussterben bedroht. Erst nachdem das Kernholz von jahrzehntealten Adlerholzbäumen durch eine Schimmelpilzmischung infiziert wurde, bilden die Bäume ein Harz, welches diese speziellen Duftstoffe beinhaltet. Je weiter der Pilzbefall fortschreitet, desto intensiver wird der Duft des Harzes. Das harzhaltige Holz wird zur Gewinnung von Räucherwerk und zur Öldestillation verwendet. Adlerholz, auch Oud genannt, ist einer der edelsten und kostbarsten Parfumrohstoffe der Welt. Der Duft ist geheimnisvoll dunkel, ambraartig, waldig und tief. Langsam erheben sich würzig-warme Duftschwaden voller Mystik und Spannung. In einer Parfumkreation benötigen Sie nur kleine Mengen Adlerholz, da es sehr intensiv duftet.

Psychische Wirkung: Der tiefgründige, geheimnisvolle Duft des Adlerholzes ist kraftspendend in Krisensituationen und kann ein starkes Beruhigungsmittel sein. Er wirkt erdend und bei nervlicher Anspannung und geistiger Erschöpfung ausgleichend. Sein Duft unterstützt unser Urvertrauen und führt zu unseren Wurzeln.

Benzoe Siam

Styrax tonkinensis
Styracaceae, Familie der Styraxgewächse

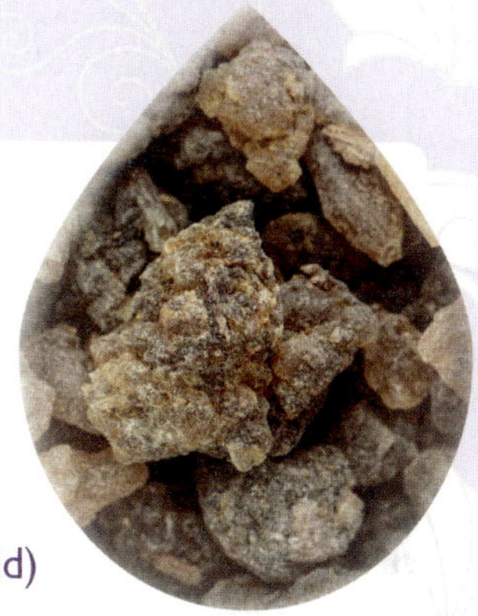

Herkunft: Laos, Thailand, Vietnam
Gewinnung: Alkohol-Extraktion des Harzes (Resinoid)

Note: Basisnote ■ ➠ Fixativ
Preis für 5 ml: ca. 8,-€
Höchstmenge: Benzoe Siam: 4 Tropfen in 10 ml Parfum
Farbe/Konsistenz: rotbraun, leicht zähflüssig
Duftprofil: balsamisch, warm, vanillig, süß, lieblich, weich
Harmoniert mit Bergamotte, Cistrose, Eisenkraut, Honig, Immortelle, Jasmin, Iris, Litsea, Moschuskörner, Narde, Orange, Rose, Tolu, Vanille, Weihrauch, Zeder

Beschreibung: Im Nahen und Fernen Osten ist Benzoe Siam schon lange als Räucherstoff und Heilmittel bekannt. Benzoe Siam wird aus der Storaxbaumart Styrax tonkinensis gewonnen. Es handelt sich um wildwachsende immergrüne Bäume. Durch Schnitte ins Holz des Storaxbaumes tritt ein flüssiger Balsam aus, der am Stamm des Baumes eintrocknet und als Harz geerntet werden kann. Aus dem Harz wird ein zähflüssiges, hellbraunes Resinoid hergestellt, das in der Aromatherapie auch aufgrund seiner hautpflegenden Eigenschaften vielseitige Verwendung findet. Die Naturparfümerie bereichert Benzoe Siam mit einem Duft voller Wärme. Er ist vanilleartig und lieblich und erinnert uns an unsere Kindheit. Der Duft wird auch mit süßem Likör in Verbindung gebracht. Benzoe Siam ist als Basisnote mit sanft fixierender Wirkung besonders für feminine Kompositionen geeignet.

Psychische Wirkung: Benzoe Siam wirkt einhüllend, spendet Trost und vermittelt Geborgenheit. Der Duft entspannt und beruhigt die Nerven. Er eignet sich besonders für sensible Charaktere und trägt dazu bei, Ängste und innere Anspannungen zu lösen.

Bergamotte

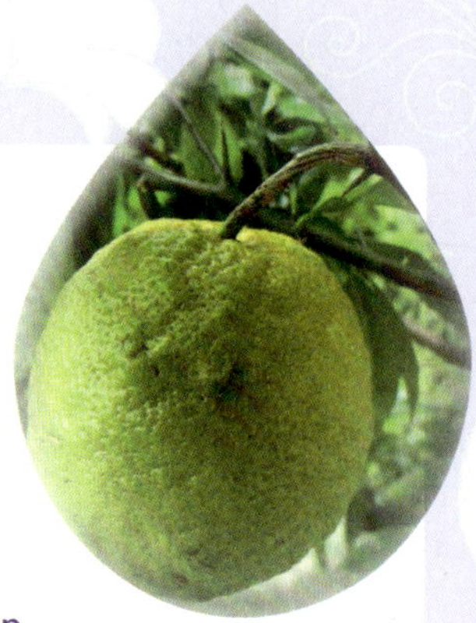

Citrus aurantium ssp. bergamia
Rutaceae, Familie der Rautengewächse

Herkunft: Süditalien
Gewinnung: Kaltpressung der Fruchtschale
Bergamotte furocumarinarm: Kaltpressung + Destillation
Note: Kopfnote ▲
Preis für 5 ml: ca. 7,-€
Höchstmenge: 1–3 oder 7 Tropfen (B. furocumarinarm) in 10 ml Parfum
Farbe/Konsistenz: gelb-grünlich später olivfarben, dünnflüssig
Duftprofil: frisch, hell, spritzig, lebhaft, fruchtig, aromatisch herb, blumig im Hintergrund
Harmoniert mit Benzoe Siam, Douglasfichte, Honig, Iris, Koriandersamen, Lavendel, Moschuskörner, Myrte, Neroli, Rosengeranie, Sandelholz, Zeder, Zypresse

Beschreibung: Bergamotte ist durch Kreuzung einer Zitronenart und Bitterorange entstanden. Ihr grünlich-gelbes Öl verströmt, wie ein heller Lichtstrahl am Morgen, einen wunderbar lebhaften Duft, voller Energie und positiver Strahlkraft. Er erzeugt eine zitrusartige Kopfnote mit erfrischendem Aroma, das sich blumig entfaltet und daher sehr gut mit verschiedenen Blütenölen kombiniert werden kann.
Hinweis: Bergamotteöl aus Kaltpressung ohne anschließende Rektifikations-Destillation enthält Furocumarine, die die Lichtempfindlichkeit der Haut erhöhen. Verwenden Sie es nur sparsam (1–3 Tropfen) oder setzen Sie die parfümierten Hautpartien über ein paar Stunden nicht der UV-Strahlung aus.

Psychische Wirkung: Bergamotteölduft steckt voller Heiterkeit und Lebenslust. In stressigen Lebensphasen und bei nervöser Unruhe ist das Öl ein guter, energetisierender Begleiter, um Körper und Psyche in Einklang zu bringen. Bergamotteöl unterstützt uns auch während der dunklen Jahreszeit, schwermütige Gedanken loszulassen.

Cistrose

Cistus ladanifer
Cistaceae, Familie der Cistrosengewächse

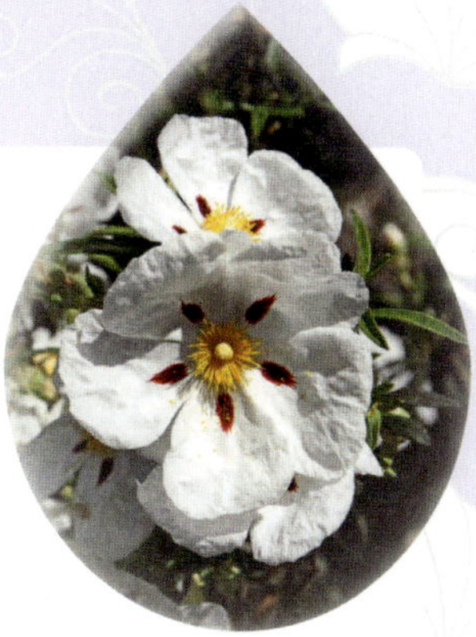

Herkunft: Portugal, Spanien
Gewinnung: Wasserdampfdestillation
Cistrosenöl: Destillation der Blätter und Zweige
Labdanum Resinoid: Alkoholauszug der harzigen Bestandteile
Note: Herznote ❤ ⇩ (Tendenz Basisnote) ➠ Fixativ
Preis für 5 ml: ca. 15,-€ (Cistrosenöl); Preis für 2 ml: ca. 11,-€ (Labdanum)
Höchstmenge: 4 Tropfen in 10 ml Parfum
Farbe/Konsistenz: dunkelgelb bis bernsteinfarbig, dickflüssig
Duftprofil: würzig-aromatisch, balsamisch, warm, tief, ambraartig, schwer, holzig im Hintergrund
Harmoniert mit Benzoe Siam, Eisenkraut, Iris, Jasmin, Lavendel, Narde, Orange, Tonkabohne, Weihrauch, Zitrone, Zypresse

Beschreibung: Die niedrigen, klebrigen Cistrosensträucher mit ihren zarten Blüten bilden in der Mittelmeerregion dichte Bestände. Ihr Duft lässt uns die Kraft der Sonne in der Heimat dieser Pflanze spüren. Cistrosenöl duftet warm, balsamisch und ist eine gute Grundlage für alle darauf aufbauenden Duftnoten. Das zähflüssige Öl hat einen langanhaltenden, intensiven Geruch und sollte nur gering dosiert werden. Einer Komposition verleiht es eine unergründliche Tiefe und geheimnisvolle Anziehungskraft. Das Öl ist ein sehr gutes Fixativ. Labdanumöl ist dunkelbraun und hat eine zähflüssige Konsistenz. Es wird aus dem aromatischen Harz des Strauches gewonnen und hat eine noch stärkere Geruchsintensität als Cistrosenöl. Der Duft eignet sich besonders gut als Fixativ, vor allem in orientalischen Duftkompositionen.

Psychische Wirkung: Cistrosenöl wirkt psychisch stabilisierend. Der Duft unterstützt, Stimmungsschwankungen zu überwinden und die eigene Kraft stärker wahrzunehmen. Cistrosenöl vermittelt tiefe Gefühle von Wärme und Geborgenheit und hilft seelische Verhärtungen aufzuweichen.

Douglasfichte

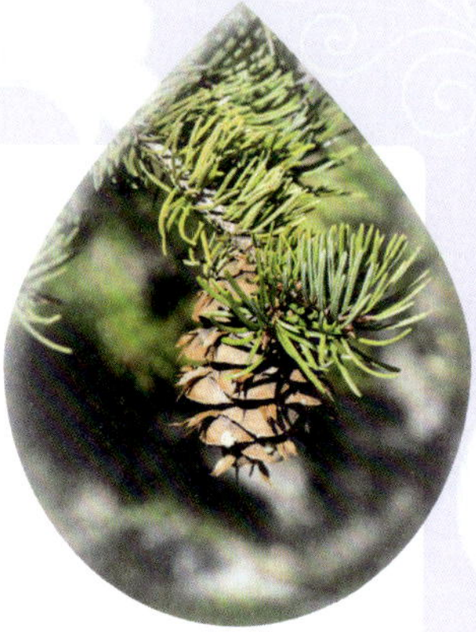

Pseudotsuga menziesii
Pinaceae, Familie der Kieferngewächse

Herkunft: Europa, Nordamerika
Gewinnung: Wasserdampfdestillation der Zweige

⇩ ▲

Note: Kopfnote ▲ ⇩ (Tendenz Herznote)
Preis für 5 ml: ca. 10,-€
Höchstmenge: 7 Tropfen in 10 ml Parfum
Farbe/Konsistenz: klar, dünnflüssig
Duftprofil: waldig, frisch, aromatisch, koniferig, grün, zitronig
Harmoniert mit Bergamotte, Grapefruit, Kamille römisch, Lavendel, Myrte, Zeder, Zitrone

Beschreibung: Douglasfichten, auch Douglasien genannt, sind Nadelbäume, die sehr groß und sehr sehr alt werden können. Sie sind im Westen Nordamerikas beheimatet und besiedeln dort weite Flächen. Vor circa 100 Jahren wurden Douglasien vor allem wegen ihres raschen Wachstums auch in Europa aufgeforstet. Der angenehm frische, waldige Duft des ätherischen Öls erinnert an einen Streifzug durch einen grünen, feuchten Tannenwald. Douglasfichtenöl vereint mit seinem Duft Kopf-, Herz- und Basisnote und verleiht dadurch Duftmischungen ein rundes Aroma. Douglasfichte wird gerne für männliche Mischungen als Eau de Toilette verwendet. Aufgrund seiner hautstraffenden Eigenschaften ist Douglasfichtenöl auch für Rasierwassermischungen geeignet.

Psychische Wirkung: Voller Würze vermittelt das Öl des stattlichen Nadelbaumes Gefühle von Lebenskraft, Neubeginn und Befreiung. Der Duft der Douglasie kann unser Selbstvertrauen unterstützen und vorübergehende ängstliche Verstimmungen mildern. Innere Ausgeglichenheit, Ruhe und Gelassenheit halten Einzug. Das Öl fördert seelisches Gleichgewicht, wirkt belebend und konzentrationsfördernd.

Eisenkraut

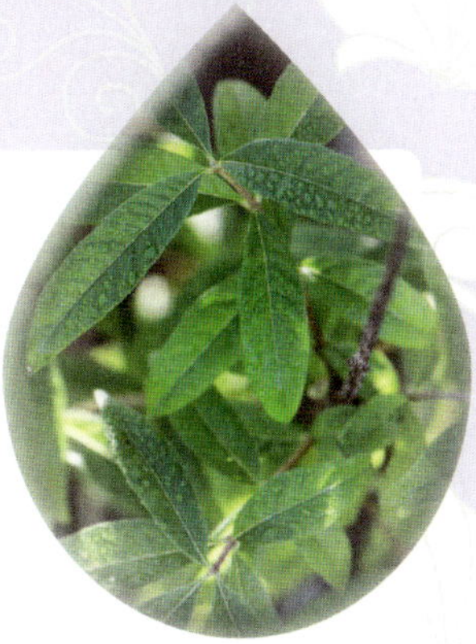

Aloysia citrodora
Verbenaceae, Familie der Eisenkrautgewächse

Herkunft: Anden, Marokko
Gewinnung: Wasserdampfdestillation der Blätter

Note: Kopfnote ▲
Preis für 1 ml Eisenkraut (100 %): ca. 12,-€
Höchstmenge: Eisenkraut (100 %): 3 Tropfen in 10 ml Parfum
Farbe/Konsistenz: hellgelb, dünnflüssig
Duftprofil: erfrischend, hell, klar, strahlend, fein zitronig,
Harmoniert mit Benzoe Siam, Douglasfichte, Honig, Jasmin, Lavendel, Myrte, Neroli, Orange, Osmanthus, Rose, Rosmarin, Tonkabohne

▲

Beschreibung: Eisenkraut, auch Zitronenverbene genannt, kommt aus Nordafrika und aus Südamerika. Die in Südamerika wachsende Art Aloysia triphylla, wächst im peruanischen Teil der Anden auf über 2000 m. Das Öl ist sehr wertvoll und zeichnet sich durch einen frischen, „den Tag begrüßenden" Duft aus. Die helle, zitronige Duftnote setzt einen Lichtpunkt in jede Duftkomposition und bildet sanfte Teenuancen im Hintergrund. Die edle Kopfnote versprüht Esprit und Leichtigkeit. Wenige Tropfen reichen aus, um einer Komposition eine klare und helle Strahlkraft zu geben ohne andere Düfte zu übertönen. In verdünnter Form ist „Eisenkraut 10 %" erhältlich. Es besteht zu 90 % aus Lemongrass und wird auch als „Eisenkraut Grasse" gehandelt.
Hinweis: Der Anteil an Aldehyden kann zu Hautreizungen führen. Parfumierte Hautpartien einige Stunden vor UV-Strahlen schützen.

Psychische Wirkung: Eisenkraut wirkt aktivierend auf Körper und Psyche und hat konzentrationsfördernde Wirkung. Sein Duft erfrischt den müden Geist. In der Aromatherapie wird es wirkungsvoll bei depressiven Verstimmungen eingesetzt.

Elemi

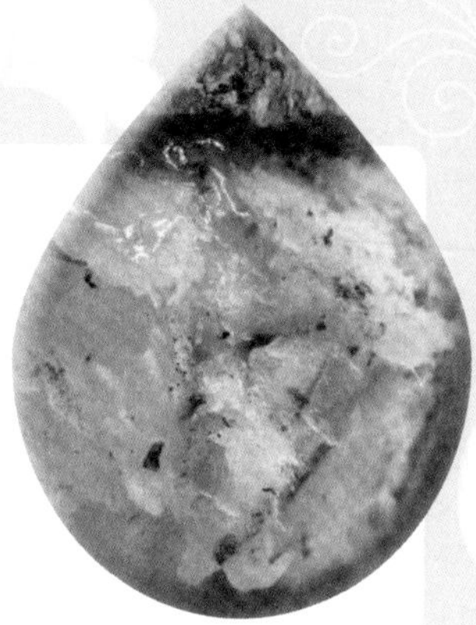

Canarium luzonicum
Burseraceae, Familie der Balsambaumgewächse

Herkunft: Philippinen
Gewinnung: Wasserdampfdestillation des Harzes

Note: Basisnote ■
Preis für 5 ml: ca. 6,-€
Höchstmenge: 1–3 Tropfen in 10 ml Parfum
Farbe/Konsistenz: hellgelb, dünnflüssig
Duftprofil: frisch, harzig, zitronig, waldig, grün, balsamisch,
Harmoniert mit Bergamotte, Cistrose, Eisenkraut, Jasmin, Koriandersamen Lavendel, Orange, Osmanthus, Rosengeranie, Sandelholz, Vanille, Weihrauch

Beschreibung: Der Manila-Elemi-Baum, auch Elemiharz-Baum genannt, ist im tropisch-asiatischen Raum beheimatet. In Asien wurde das Harz als Räucherstoff und für die Herstellung von Wundsalben verwendet. Elemi ist als Destillat oder als Resinoid erhältlich. Das Destillat hat eine wunderbar frische, harzige Duftnote mit grünen, zitronigen Nuancen und süßen Tönen im Hintergrund, die uns beim Angeruch entgegenschweben. In Parfumkompositionen findet sein facettenreiches zitrusartiges Aroma einen Platz als interessante Basisnote, die sich besonders gut mit exotischen Blütenölen und tropischen Hölzern und Balsamen kombinieren lässt.

Psychische Wirkung: Elemi eignet sich gut, um Körper, Geist und Seele in Einklang zu bringen. Sein balsamischer Wohlgeruch ist hilfreich bei seelischer Verletzung und wirkt stimmungsaufhellend. Wer mutig neue Wege beschreiten oder Veränderung in sein Leben bringen möchte, für den kann Elemi ein guter Begleiter sein. Harmonie, Selbstvertrauen und Entscheidungskraft kehren ein und erzeugen inneres Wohlbefinden.

Honig

Lateinischer Name: Apis mellifica

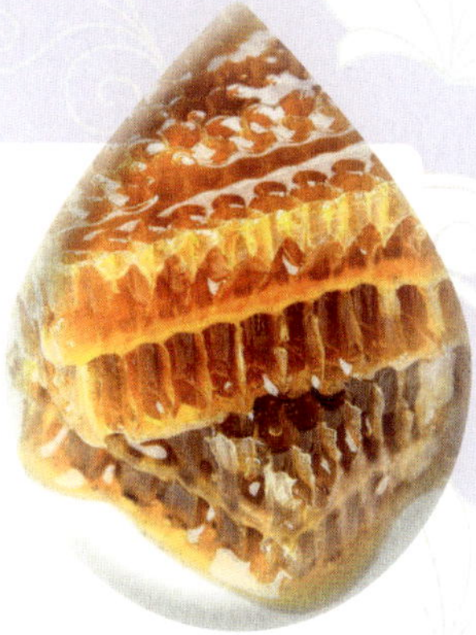

Herkunft: Europa
Gewinnung: Alkohol-Extraktion der Waben; Absolue

Note: Basisnote ■ ➠ Fixativ
Preis für 5 ml: ca. 22,-€
Höchstmenge: 4–7 Tropfen in 10 ml Parfum
Farbe/Konsistenz: gelb, flüssig
Duftprofil: warm, weich, lieblich, süß, einhüllend, balsamisch, wachsig
Harmoniert mit Benzoe Siam, Cistrose, Immortelle, Koriandersamen, Lavendel, Litsea, Myrrhe, Narde, Neroli, Orange, Rose, Tonkabohne, Tuberose, Vanille, Weihrauch, Zeder

Beschreibung: Honigextrakt wird mit Hilfe von Alkohol aus den mit Honig gefüllten Bienenwaben gewonnen. Er findet vor allem in der Naturkosmetik als Bestandteil von hautpflegenden Produkten Verwendung. Für Naturparfums eignet sich Honigextrakt als sanfte, angenehm weiche Basisnote mit fixierenden Eigenschaften. Der Duft vermittelt Sanftmütigkeit und Unschuld und verleiht der Gesamtkomposition eine liebliche Note. Seit Alters her wird Honig auch als Aphrodisiakum verwendet.
Hinweis: Bienenprodukte können allergische Reaktionen hervorrufen.

Psychische Wirkung: Honigduft ist ein sanfter Seelenschmeichler. Er hüllt uns mit seinem warmen und milden Aroma ein, ist voller Lieblichkeit und wirkt besänftigend auf unser Gemüt. Der weiche warme Duft erinnert an die Tage unserer Kindheit und spendet Trost, wenn wir einmal traurig sind. In hektischen Zeiten umhüllt er uns mit wohliger Wärme und vermittelt das Gefühl geschützt zu sein. Sein balsamisch süßes Aroma wirkt entspannend auf ein gereiztes Nervenkostüm und stimmt uns friedlich und ausgeglichen.

Immortelle

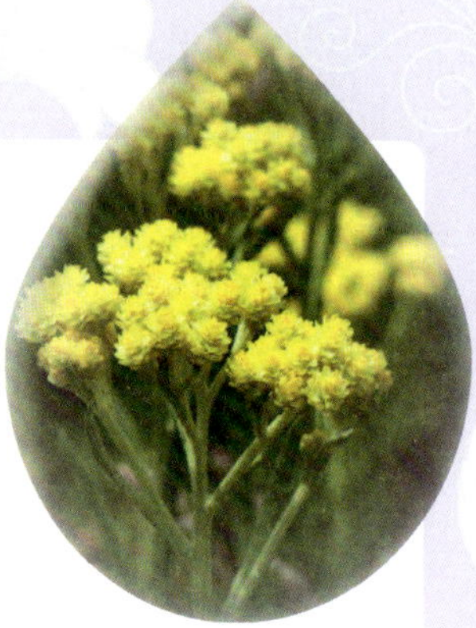

Helichrysum italicum
Asteraceae, Familie der Korbblütler

Herkunft: Frankreich, Italien, Kroatien
Gewinnung: Wasserdampfdestillation des Krautes

⇩ ❤

Note: Herznote ❤ ⇩ (Tendenz Basisnote)
Preis für 1 ml: ca. 16,-€
Höchstmenge: 4–5 Tropfen in 10 ml Parfum
Farbe/Konsistenz: hellgelb bis leicht rötlich, flüssig
Duftprofil: würzig, warm, balsamisch, fruchtig, mit Nuancen von Honig
Harmoniert mit Benzoe Siam, Cistrose, Eisenkraut, Honig, Lavendel, Muskatellersalbei, Orange, Rosmarin, Zitrone, Zypresse, Zeder

Beschreibung: Immortelle wird auch Gelbe Strohblume oder Currykraut genannt. Der Halbstrauch ist ein Sonnenanbeter. Er fühlt sich in den warmen Regionen des Mittelmeerraumes besonders wohl. Immortelle liebt steinigen, kargen Boden und scheint die Energie der Sonne in sich zu tragen. Die graufilzige Pflanze ist über die Sommermonate mit unzähligen goldgelben Blütenköpfchen geschmückt. Der Duft des ätherischen Öls verbreitet ein warmes, durchdringendes Aroma mit balsamischem, schweren Hintergrund. In Duftkompositionen wird Immortellenöl als warme, würzige Herznote verwendet. Dabei hat sie eine Tendenz zur Basisnote, die sich mit samtiger Schwere in eine Duftkreation legt.

Psychische Wirkung: Immortellenduft wirkt entspannend auf unsere Psyche und unser zentrales Nervensystem. Als eindrucksvoller Duft verleiht er Kraft und Stärke und öffnet Tor und Tür zu unserem Innersten. In Stresssituationen hilft er loszulassen und die Dinge mit innerer Ruhe und Besonnenheit anzugehen. Der Duft des Öls spendet Energie und gleichzeitig Geborgenheit.

Iris

Iris pallida, Iris germanica
Iridaceae, Familie der Schwertliliengewächse

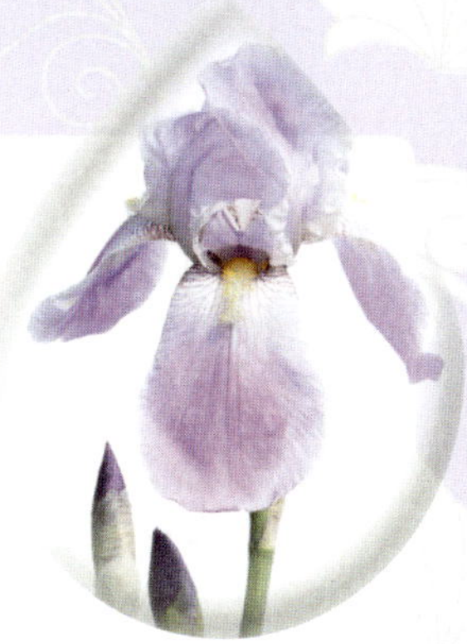

Herkunft: Albanien, Italien
Gewinnung: Wasserdampfdestillation der Rhizome; Hexan-Extraktion (Absolue); CO_2-Extraktion
Note: Herznote ❤ ➠ Fixativ
Preis für 5 ml: Iris 1 %ige ca. 20,-€; 1 ml: 95 %ige Iris ca. 200,-€
Höchstmenge: Iris 1%ig: 10–12 Tropfen in 10 ml Parfum
Farbe/Konsistenz: wasserdampfdestillierte Qualität: hellgelb, flüssig; CO_2- Extrakt: rötlichbraun, wachsartig bis fest, lässt sich im warmen Wasserbad gut verflüssigen.
Duftprofil: pudrig, warm, einhüllend, samtig, veilchenartig, fruchtig-blumig, waldig, holzig, strahlend
Harmoniert mit Benzoe Siam, Jasmin, Moschuskörner, Neroli, Orange, Rose, Sandelholz, Tonkabohne, Sandelholz, Vetiver, Zeder

❤

Beschreibung: Irisöl, auch Iriswurzelöl genannt, wird aus den Rhizomstückchen der Schwertlilie gewonnen. Vor der Destillation müssen diese zunächst drei Jahre gelagert werden. Es gehört zu den kostbarsten Ölen, die uns in der Naturparfümerie zur Verfügung stehen. Das in einem aufwendigen Verfahren gewonnene, edle ätherische Öl duftet wunderbar einhüllend und samtig mit Nuancen von Veilchenblütenduft. Im Hintergrund schweben holzige Noten mit sinnlicher, warmer Ausstrahlung. In Kompositionen wird der pudrige, blumige Duft als Herznote verwendet. Er eignet sich durch eine gewisse Tendenz zur Basisnote als Fixativ.

Psychische Wirkung: In Zeiten seelischer Unausgeglichenheit oder Verletztheit kann der Duft dieses Öls wie Balsam auf unsere Seele wirken. Mit seinem feinen, subtilen Duft weckt und fördert er Sensibilität und Intuition. Er vermittelt seinem Träger ein Gefühl von Geborgenheit, kann Träume verstärken und die Phantasie beflügeln.

Jasmin

Jasminum grandiflorum, Jasmin sambac
Oleaceae, Familie der Ölbaumgewächse

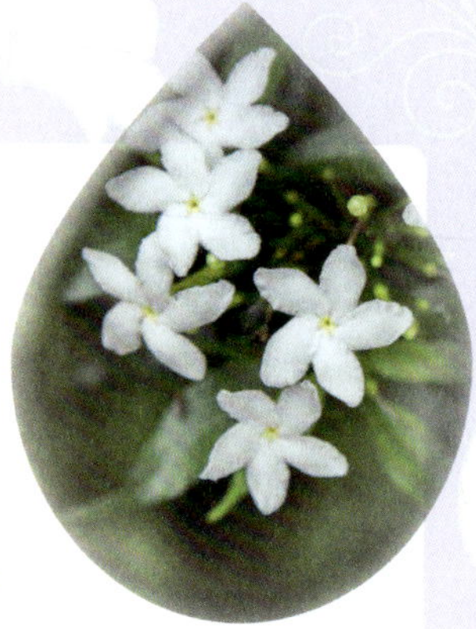

Herkunft: Ägypten, China, Indien, Marokko
Gewinnung: Hexan-Extraktion (Absolue); CO_2- Extr.

Note: Herznote ❤
Preis für 5 ml 4 %ig: ca. 14,-€ (J. grandiflorum); Absolue ca. 25,-€ (J. sambac)
Höchstmenge: Jasmin 4 %ig: 8 Tr.; Absolue 3 Tr. in 10 ml Parfum
Farbe/Konsistenz: rötlichbraun, flüssig
Duftprofil: schwer, süß, narkotisch, betörend, voll, euphorisierend, berauschend, sinnlich
Harmoniert mit Benzoe Siam, Koriandersamen, Litsea, Moschuskörner, Nelkenknospe, Rosenholz, Patchouli, Tolu, Sandelholz, Zeder

Beschreibung: Das Absolue, gewonnen aus den sternförmigen, reinweißen Blüten des Jasmin, ist besonders kostbar und hat ein berauschend narkotisches Duftbouquet. Für 1 kg Absolue müssen 1000 kg Blüten geerntet werden. Der Duft ist intensiv blumig und entfaltet sinnliche Schönheit, die der Weiblichkeit huldigt. Jasminöl ist als Aphrodisiakum beliebt. Aufgrund der Schwere und Üppigkeit des Jasminduftes empfiehlt es sich, bei Parfumkompositionen darauf zu achten, dass der Duft mit ausreichend Weingeist oder Basisöl gestreckt wird. Wenn Sie zum Beispiel ein 100 %iges Jasminöl erworben haben, können Sie es mit Weingeist auf 5 %–10 % verdünnen. Erst dann entfaltet Jasmin seine bezaubernde, feminine Ausstrahlung, die Zärtlichkeit und Hingabe zum Ausdruck bringt.

Psychische Wirkung: Jasmin ist ein Duft, der unsere sinnliche Seite berührt und bei seelischer Verschlossenheit hilft, sich zu öffnen und zu entspannen. Auch bei Angst und Nervosität ist der Duft der Jasminblüten eine gute Wahl.

Kamille römisch

Chamaemelum nobile
Asteraceae, Familie der Korbblütler

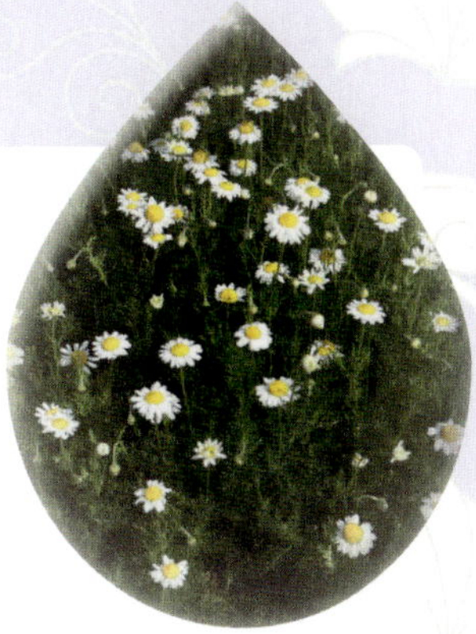

Herkunft: Frankreich, Italien, Marokko
Gewinnung: Wasserdampfdestillation der Blüten

Note: Herznote ❤
Preis für 1 ml: ca. 17,-€
Höchstmenge: 4 Tropfen in 10 ml Parfum
Farbe/Konsistenz: hellgelb, flüssig
Duftprofil: aromatisch, süß, kräuterartig, warm, weich, lieblich
Harmoniert mit Honig, Lavendel, Neroli, Douglasfichte, Orange, Rose, Rosenholz, Tonkabohne

Beschreibung: Die römische Kamille ist im Mittelmeerraum beheimatet. Ihre heilende Wirkung wurde schon früh entdeckt und genutzt. Die rasenbildende niedrige Duftpflanze liebt sonnenwarme Plätze und lässt sich auch in unseren Breiten auf mageren, durchlässigen Böden gut ansiedeln. Der Duft der römischen Kamille lässt Bilder von blühenden Sommerwiesen und Wolken von Leichtigkeit in uns auftauchen. Sein Aroma wirkt freundlich und sanftmütig. Die Duftkomponenten sind aromatisch, grün und verbergen süße, fruchtige Noten im Hintergrund. In leichteren Duftkompositionen für den Frühling und Sommer eignet sich der Duft als milde Herznote.

Psychische Wirkung: Der Duft der Kamille lädt zum Träumen und Schwelgen ein. Er unterstützt auf der Suche nach innerem Frieden und „Angekommensein“. Gerade für Menschen, die durch Rastlosigkeit und hohe Anforderungen an sich selbst nicht zur Ruhe kommen, kann Kamille eine Wohltat sein. Kamillenduft ist bei Kindern sehr beliebt, denn er hat etwas einhüllendes, das die Seele streichelt.

Koriandersamen

Coriandrum sativum
Apiaceae, Familie der Doldenblütler

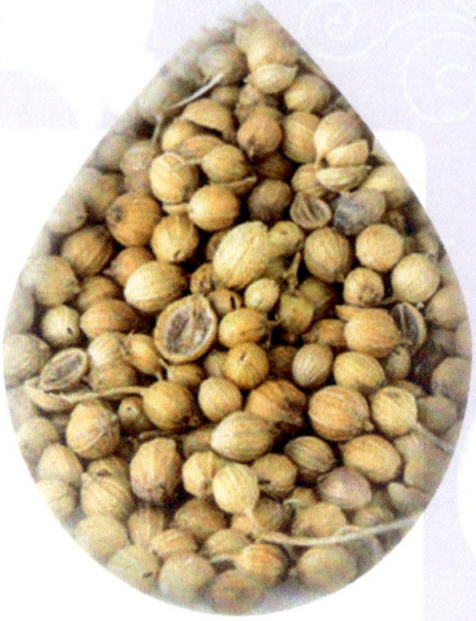

Herkunft: Frankreich, Ungarn
Gewinnung: Wasserdampfdestillation der Samen

⇩ ▲

Note: Kopfnote ▲ ⇩ (Tendenz Herznote)
Preis für 5 ml: ca. 14,-€
Höchstmenge: 1–3 Tropfen in 10 ml Parfum
Farbe/Konsistenz: hellgelb, dünnflüssig
Duftprofil: würzig, warm, exotisch, aromatisch
Harmoniert mit Benzoe Siam, Honig, Jasmin, Litsea, Moschuskörner, Nelkenknospe, Orange, Rose, Tolu, Vanille, Ylang Ylang

Beschreibung: Koriander ist eine altbekannte Gewürz- und Heilpflanze. Das ätherische Öl ist in den reifen Samen enthalten. Der Duft von Koriandersamenöl entführt uns in ferne Länder und erinnert an exotische Geschmackserlebnisse. Trotz des kräftig würzig duftenden Angeruchs hat Koriandersamenöl im Hintergrund viel Blumigkeit und Wärme. Es ist wie geschaffen für Kreationen mit exotischen Blütenölen von Jasmin oder Ylang Ylang. Es verbindet Kopf- und Herznoten auf wunderbare Weise und schafft harmonische Übergänge. Koriandersamenöl wird in Duftkompositionen als Nuanceur verwendet, da es ein sehr durchdringendes Aroma hat. Es sollte deshalb sparsam eingesetzt werden.

Psychische Wirkung: Das Aroma von Koriandersamenöl wirkt belebend und stärkend. Bei Antriebsschwäche und Müdigkeit hilft es, nach vorne zu blicken und die Dinge mit Tatkraft anzugehen. Andererseits wirkt es auf den Körper ausgleichend und beruhigt beanspruchte Nerven.

Lavendel

Lavandula angustifolia
Lamiaceae, Familie der Lippenblütler

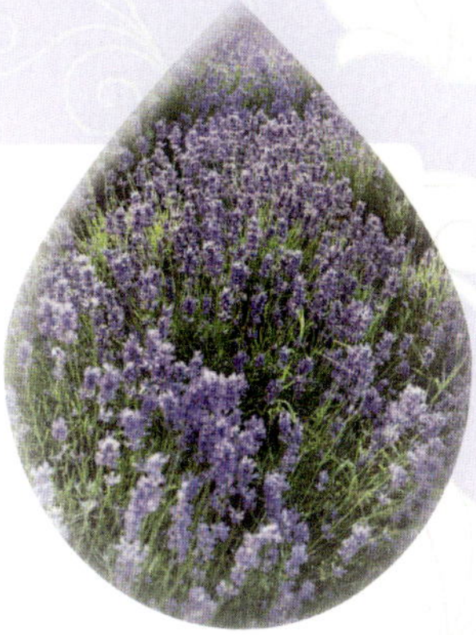

Herkunft: Bulgarien, Frankreich, Italien
Gewinnung: Wasserdampfdestillation der Blüten

Note: Herznote ❤
Preis für 5 ml: ca. 7,-€ bis 12,-€
Höchstmenge: 12 Tropfen in 10 ml Parfum
Farbe/Konsistenz: klar, dünnflüssig
Duftprofil: frisch, aromatisch, kräuterartig, klar, luftig, blumig im Hintergrund
Harmoniert mit Bergamotte, Cistrose, Eisenkraut, Elemi, Douglasfichte, Honig, Immortelle, Kamille römisch, Muskatellersalbei, Narde, Neroli, Orange, Rose, Rosmarin, Weihrauch, Vanille, Zitrone, Zypresse

Beschreibung: In der Naturparfümerie werden verschiedene Sorten Lavendel verwendet. Lavendel fein hat ein besonders mildes Aroma mit süßen, weniger krautigen Nuancen. Gerne verwende ich es für Kompositionen von aromatischen oder blumigen Damenparfums oder zum Mischen von leichten erfrischenden Eaux de Cologne. Das kostbare Öl Lavendel extra, gewonnen aus wildwachsenden Lavendelpflanzen, entfaltet einen kräftigen, krautigen Duft. Es eignet sich besonders für Herrendüfte sowie für Chypre- und Fougère-Kompositionen.

Psychische Wirkung: Lavendelduft hat sowohl eine leicht anregende als auch eine entspannende Wirkung auf unser zentrales Nervensystem. Bei nervöser Unruhe und Schlaflosigkeit wirkt er ausgleichend und beruhigend.

Lavendelöl für die Parfumherstellung ist unter folgenden Bezeichnungen im Handel erhältlich: Lavendel fein (L. angustifolia); Lavendel extra, Wildsammlung/Hochland (L. angustifolia); Lavendel Edel Maillette (L. angustifolia); Schopf-Lavendel (L. stoechas); Speik-Lavendel (L. latifolia)

Litsea

Litsea cubeba
Lauraceae, Familie der Lorbeergewächse

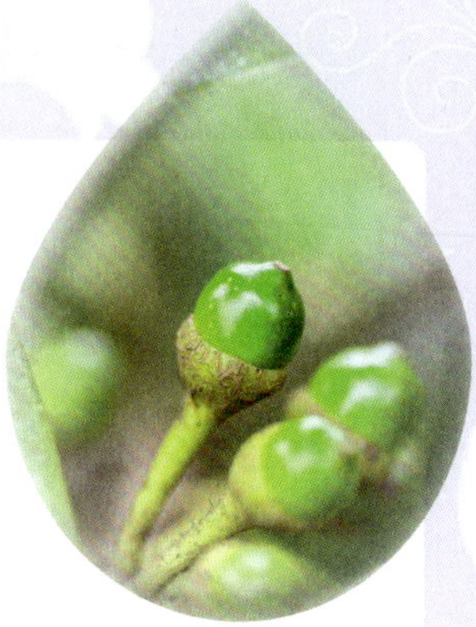

Herkunft: China, Indonesien, Vietnam
Gewinnung: Wasserdampfdestillation der Früchte

Note: Kopfnote ▲
Preis für 5 ml: ca. 5,-€
Höchstmenge: 5 Tropfen in 10 ml Parfum
Farbe/Konsistenz: hellgelb, dünnflüssig
Duftprofil: süß, fruchtig, intensiv zitronig, exotisch, heiter
Harmoniert mit Benzoe Siam, Honig, Jasmin, Koriandersamen, Melisse, Osmanthus, Rose, Tolu, Ylang Ylang, Zeder

Beschreibung: Litsea cubeba ist ein mittelgroßer immergrüner Baum, der in den tropischen Regionen Südostasiens beheimatet ist. Durch die pfefferkornähnlichen Früchte verweist der Artname von Litsea auf den Kubeben-Pfeffer (Piper cubeba), einer Gewürzpflanze aus Malaysia. Aufgrund des hohen Citralgehalts wird Litsea gerne für die Parfum-, Kosmetik- und Waschmittelherstellung verwendet. Manchmal wird es als Ersatz für die deutlich teureren Öle wie Melisse und Eisenkraut eingesetzt. Der Duft des ätherischen Öls ist zitronig und balsamisch. Aufgrund seines exotischen Charakters kommt der Duft von Litseaöl besonders gut in blumigen, würzigen Kompositionen zur Geltung.

Psychische Wirkung: Der Duft von Litsea wirkt stimmungsaufhellend und bringt Schwung in unser Leben. Immer dann, wenn wir mental erschöpft sind und unsere Konzentration nachlässt, aktiviert der Duft von Litseaöl unseren Geist und hilft durchzuhalten. Er eignet sich für kreative Köpfe und lässt Ideenreichtum und Vorstellungskraft entstehen.

Magnolie (weiß)

Magnolia x alba (Michelia alba)
Magnoliaceae, Familie der Magnoliengewächse

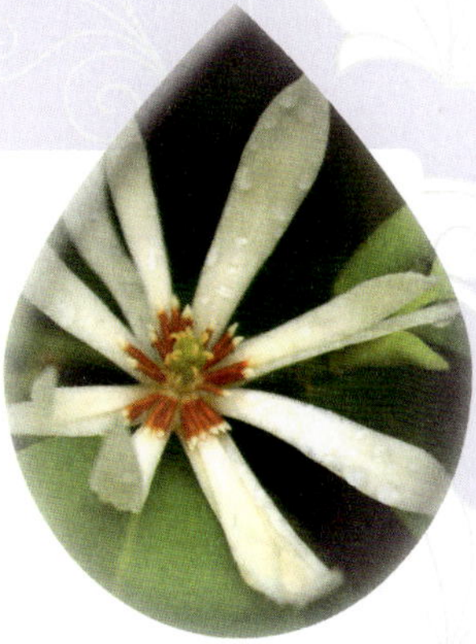

Herkunft: China, Indonesien, Vietnam
Gewinnung: Wasserdampfdestillation oder Hexan-Extraktion der Blüten oder Blätter
Note: Herznote ❤
Preis für 1 ml (100%): ca. 17,-€; 5 ml 15 %ig ca. 20,-€
Höchstmenge: Magnolie 15 %ig: 8–10 Tropfen in 10 ml Parfum
Farbe/Konsistenz: klar, dünnflüssig
Duftprofil: süß, betörend, blumig, exotisch, feine Honignuancen
Harmoniert mit Benzoe Siam, Honig, Patchouli, Osmanthus, Rose, Rosenholz, Sandelholz, Tolu, Ylang Ylang, Vanille

Beschreibung: Neben der unter dem Namen Champaka bekannten gelb-orange blühenden Magnolienart wächst in Südostasien auch eine weißblühende Art mit besonders feinem Blütenaroma. Ihr Blütenduft ist subtil, süß, narkotisch, honigartig, vornehm, sehr feminin und steckt voller exotischer Schönheit. Magnolienblütenöl ist mit seinem betörenden, blumigen Duft für wertvolle feminine Naturparfums gut geeignet. Es betont das Weibliche und gilt als Aphrodisiakum. Neben dem kostbaren Magnolienblütenöl wird im Fachhandel auch Magnolienblätteröl angeboten. Sein Duft ist edel, jedoch mit etwas weniger Süße und Üppigkeit, dafür mit aufregend fruchtig-grünen Nuancen. In einer Gesamtkomposition kann Magnolie als Herznote verwendet und mit passenden Blütenölen wie Osmanthus oder Ylang Ylang ergänzt werden.

Psychische Wirkung: Der Duft des Magnolienblütenöls wirkt ausgleichend und fördert Balance und Harmonie. Er beruhigt die Nerven und öffnet für die schönen Dinge des Lebens.

Mandarine

Citrus reticulata
Rutaceae, Familie der Rautengewächse

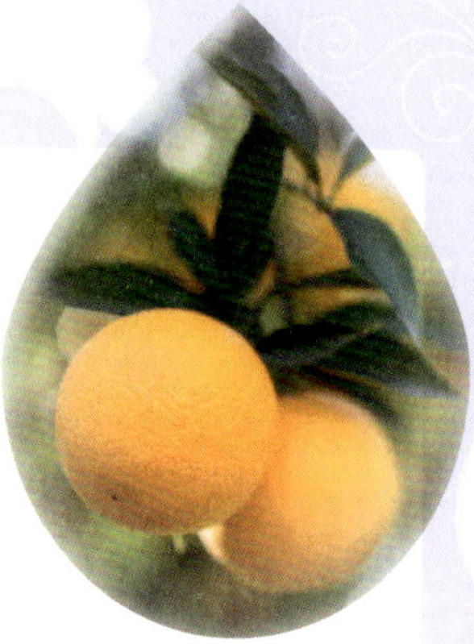

Herkunft: Argentinien, Brasilien, Italien, Spanien
Gewinnung: Kaltpressung der Fruchtschale

▲

Note: Kopfnote ▲
Preis für 5 ml: ca. 5,- bis 7,-€
Höchstmenge: 6 Tropfen in 10 ml Parfum
Farbe/Konsistenz: grüngelb bis orangefarben, dünnflüssig
Duftprofil Mandarine rot: fruchtig, süß, lieblich, aromatisch
Harmoniert mit Benzoe Siam, Honig, Lavendel, Jasmin, Patchouli, Rose, Rosmarin, Sandelholz, Tolu, Tonkabohne, Vanille
Duftprofil Mandarine grün: fruchtig, grün, spritzig
Harmoniert mit Bergamotte, Benzoe Siam, Eisenkraut, Lavendel, Litsea, Magnolie, Rosmarin, Zitrone, Zirbelkiefer, Zypresse

Beschreibung: Der Mandarinenbaum kommt ursprünglich aus Südchina und wird heute für den europäischen Markt überwiegend in Italien und Spanien angebaut. Aus seinen Früchten können zweierlei ätherische Öle gewonnen werden. Mandarine rot wird aus den Fruchtschalen der reifen Früchte gewonnen, Mandarine grün hingegen aus den Schalen der unreifen, grünen Früchte. Mandarine rot mit ihrem lieblichen, süßen, weich-fruchtigen Aroma eignet sich gut in Kombination mit blumigen Düften, zum Beispiel mit Jasmin. Das Aroma ist für alle Gourmand-Duft-Liebhaber interessant.
Mandarine grün mit ihrem energiegeladenen, spritziges Aroma und ihren aufregend grünen Duftakzenten zeigt schon im Angeruch eine viel herbere Grundnote. Sie eignet sich für erfrischende Duftwässer und Eaux de Cologne.

Psychische Wirkung: Der Duft wirkt stimmungsaufhellend und hilft gleichzeitig, ruhiger und gelassener zu werden. Seine positive Energie weckt Lebensfreude und aktiviert körperliche und geistige Kräfte.

Melisse

Melissa officinalis
Lamiaceae, Familie der Lippenblütler

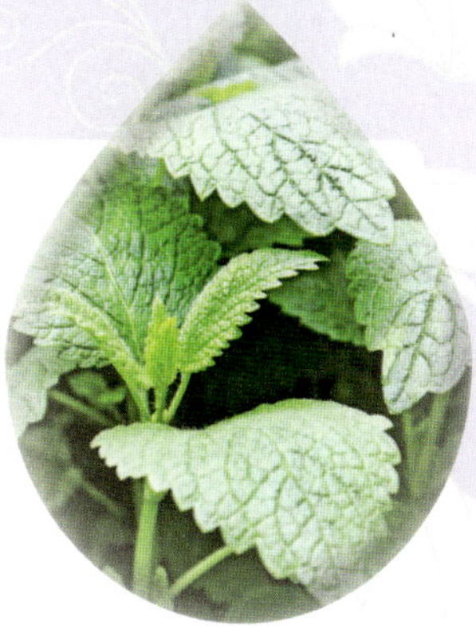

Herkunft: Frankreich, Italien, Südafrika
Gewinnung: Wasserdampfdestillation des Krauts

Note: Herznote ❤
Preis für 1 ml (100 %): ca. 38,-€, 1 ml 30 %ig 14,-€
Höchstmenge: Melisse 30 %ig: 5 Tropfen in 10 ml Parfum
Farbe/Konsistenz: klar bis hellgelb, flüssig
Duftprofil: zitronig, frisch, grün, aromatisch, leichte Süße im Hintergrund
Harmoniert mit Eisenkraut, Honig, Lavendel, Myrte, Neroli, Orange, Rose, Ylang Ylang

Beschreibung: Die ursprüngliche Heimat der Zitronen-Melisse, kurz Melisse genannt, ist Vorderasien. Schon früh wurde hier die Heilwirkung des kostbaren Öls erkannt. Die robuste Staude wird schon seit Jahrhunderten in den Heil- und Klöstergärten Europas kultiviert. Bereits Hildegard von Bingen (1098–1179) lobte die Kraft der Melisse. Melisse hat eine geringe Ölausbeute, so dass genuines Melissenöl sehr hochpreisig ist. 5–7 Tonnen Melissenkraut ergeben nur circa 1 Liter ätherisches Öl. Aus diesem Grund wird es im Handel häufig in Verdünnung angeboten. Achten Sie auf die Angaben des Herstellers. Unter der Bezeichnung „Melisse indicum" oder „indische Melisse" erhalten Sie beispielsweise kein echtes Melissenöl, sondern das günstigere Öl von Citronella (Cymbopogon nardus). Echtes, reines Melissenöl hat einen feinen, zitronigen Duft mit Teenuancen. Es eignet sich für kostbare Naturparfums mit frischer, aromatischer Herznote. Wenige Tropfen des intensiv duftenden Öls sind ausreichend, um einer Komposition Lebendigkeit zu verleihen.

Psychische Wirkung: Melissenöl hilft bei seelischem Ungleichgewicht und nervlicher Überlastung. Die beruhigende, ausgleichende Wirkung des Duftes fördert innere Harmonie und Gelassenheit.

Mimose

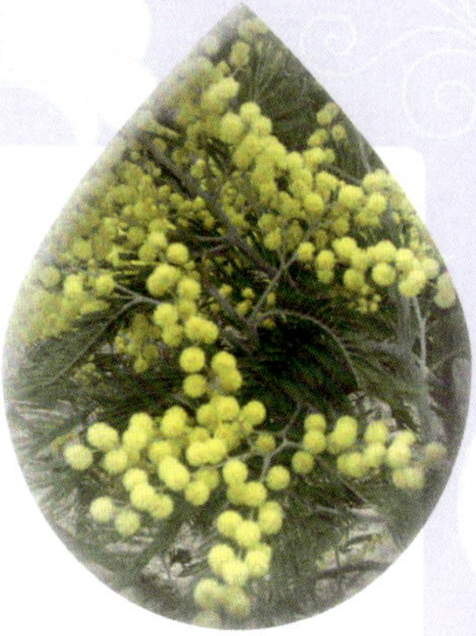

Acacia dealbata
Mimosaceae, Familie der Mimosengewächse

Herkunft: Frankreich, Marokko
Gewinnung: Hexan-Extraktion der Blüten (Absolue)

Note: Herznote ❤
Preis für 5 ml 15 %ig: ca. 13,-€
Höchstmenge: Mimose 15 %ig: 8–10 Tropfen in 10 ml Parfum
Farbe/Konsistenz: gelb, flüssig
Duftprofil: süß, pudrig, samtig, warm, einhüllend, heuartig, trocken
Harmoniert mit Eisenkraut, Benzoe Siam, Bergamotte, Honig, Iris, Koriandersamen, Lavendel, Neroli, Orange, Rose, Rosengeranie, Tolu, Tonkabohne, Vanille, Ylang Ylang

Beschreibung: Mimosenöl wird aus den Blüten der Silber-Akazie gewonnen. Wie alle Akazien-Arten ist auch die Silber-Akazie frostempfindlich und kommt bei uns in Europa nur in den südlicheren Regionen vor. Das ätherische Öl wird vorrangig für die Parfum- und Naturkosmetikherstellung produziert. Die strahlend gelben, kugeligen Blüten verströmen ein wunderbar warmes Aroma mit süßem, einhüllenden Duftcharakter. Der Duft der Mimose kündigt uns den Frühling an und löst damit glückliche Gefühle in uns aus. Die Süße des Blütenduftes ist gepaart mit heuartigen Noten im Hintergrund und hat ein intensives Aroma. Daher ist es sinnvoll, Mimose mit Weingeist oder einem neutralen Basisöl zu verdünnen, bis der Duft seine zart-blumige und liebliche Seite zeigt.

Psychische Wirkung: Der heitere, frühlingshafte Duft der Mimosenblüten hebt die Stimmung und vermittelt Lebensfreude. Mit seinem umhüllenden Aroma wirkt Mimosenöl aufmunternd und ermutigend.

Moschuskörner

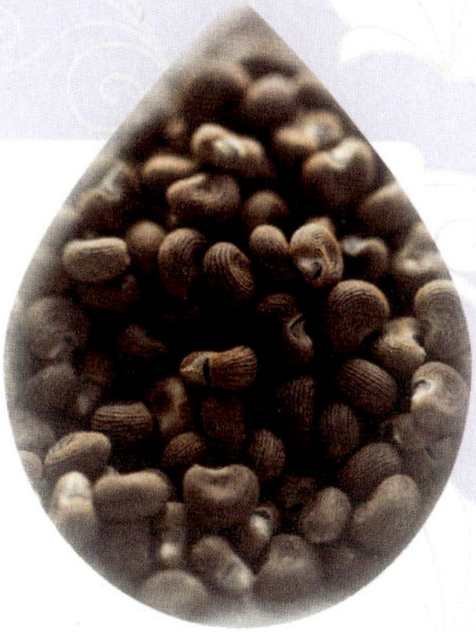

Abelmoschus moschatus
Malvaceae, Familie der Malvengewächse

Herkunft: Brasilien, Ecuador
Gewinnung: Wasserdampfdestillation

Note: Basisnote ■ ➠ Fixativ
Preis für 5 ml 15 %ig ca. 36,- €
Höchstmenge: Moschuskörner 15 %ig: 1–3 Tropfen in 10 ml Parfum
Farbe/Konsistenz: klar, dünnflüssig
Duftprofil: animalisch, schwer, sinnlich, erotisierend, geheimnisvoll
Harmoniert mit Benzoe Siam, Bergamotte, Honig, Iris, Koriandersamen, Narde, Rose, Patchouli, Tolu, Tonkabohne, Sandelholz, Ylang Ylang, Vetiver

Beschreibung: Als Ersatz für echten Moschus tierischer Herkunft oder synthetischem Moschus kann aus den getrockneten Samen des Moschus-Bisameibisches (Ambrette) ein ätherisches Öl mit animalisch warmem Aroma gewonnen werden, das jeder Duftkreation Leben einhaucht. In stark verdünnter Form besitzt es eine magische Anziehungskraft, die einer Parfumkomposition Besonderheit schenkt und ihr eine gehörige Portion Sinnlichkeit verleiht. Durch seine erotisierende Ausstrahlung schafft Moschuskörneressenz in Verbindung mit holzigen Duftnoten eine aufregende Basis, die sich mit betörenden Akkorden von Herznoten wie Jasmin, Ylang Ylang, Tuberose und Rose ergänzen lässt. Will man einen Schuss „Dramatik" in eine Duftkreation einbauen, ist Moschuskörneröl in geringer Dosis ideal. Für Herren- und Damenkompositionen geeignet.

Psychische Wirkung: Moschuskörnerduft stärkt bei Erschöpfung und Stress, stabilisiert das Nervensystem und fördert die Widerstandskraft. Der Duft wirkt sinnlich anregend und erotisierend.

Muskatellersalbei

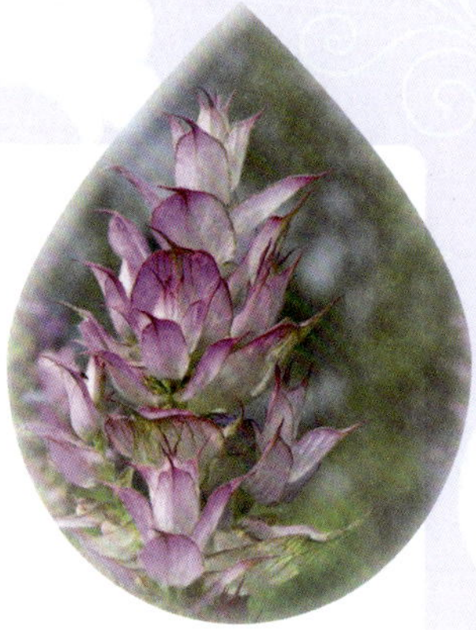

Salvia sclarea
Lamiaceae, Familie der Lippenblütler

Herkunft: Frankreich, Italien, Spanien
Gewinnung: Wasserdampfdestillation des Krautes

Note: Kopfnote ▲ ⇩ (Tendenz Herznote)
Preis für 5 ml: ca. 9,-€
Höchstmenge: 3–6 Tropfen in 10 ml Parfum
Farbe/Konsistenz: klar, flüssig
Duftprofil: würzig, aromatisch, ambraartig, strahlend, schillernd, harzig
Harmoniert mit Bergamotte, Lavendel, Orange, Sandelholz, Weihrauch, Zitrone, Zypresse

Beschreibung: Muskatellersalbei ist vorrangig im Mittelmeerraum beheimatet. Es handelt sich um eine kräftige, aber kurzlebige höhere Staude mit weißlich-violetten Hochblättern. In der Aromatherapie spielt Muskatellersalbei aufgrund seiner östrogenähnlichen Inhaltsstoffe insbesondere für Frauen eine wichtige Rolle. Der Duft des ätherischen Öls ist frisch, würzig mit süßer, ambraartiger Nuance. Als interessante Kopfnote oder als Herznote in Verbindung mit anderen aromatischen Herznoten, wie zum Beispiel Lavendel, entsteht ein erfrischendes, originelles Naturparfum. Der Duft des Muskatellersalbeis ist intensiv, sodass eine kleine Menge des Öls für große Effekte in der Komposition ausreicht.

Psychische Wirkung: Der Duft von Muskatellersalbei ist stimmungsaufhellend und wirkt vitalisierend. Er bringt Wohlbefinden und Freude in unser Leben. Muskatellersalbei kann bei Erschöpfung belebend und bei Anspannung beruhigend wirken.

Myrte

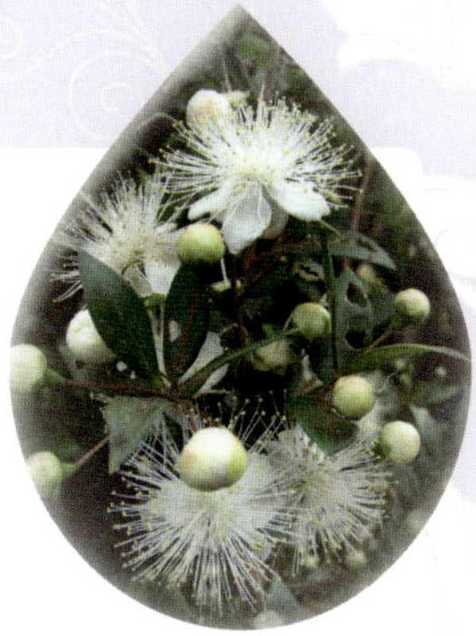

Myrtus communis
Myrtaceae, Familie der Myrtengewächse

Herkunft: Mittelmeerraum, Nordafrika, Türkei
Gewinnung: Wasserdampfdestillation der Zweige

Note: Kopfnote ▲ ⇩ (Tendenz Herznote)
Preis für 5 ml: ca. 9,-€
Höchstmenge: 6–10 Tropfen in 10 ml Parfum
Farbe/Konsistenz: klar, dünnflüssig
Duftprofil: frisch, klar, würzig, milde Wärme, balsamisch, grün
Harmoniert mit Bergamotte, Lavendel, Neroli, Orange, Rose, Rosmarin, Sandelholz, Vetiver, Zitrone, Zypresse

▲⇩

Beschreibung: Zarte weiße Blüten kennzeichnen den Strauch, aus dessen Blättern und Zweigen das europäische Myrtenöl gewonnen wird. Die Verwendung von Myrte hat eine lange Tradition. Auszüge aus der Pflanze wurden bereits im Mittelalter zu Heilzwecken und für die Schönheitspflege verwendet. Der Duft der Myrte ist heiter, klar und rein, mit frischen, grünen Nuancen. In der Naturparfümerie wird Myrtenöl als Kopfnote, aber auch als Herznote verwendet. In seiner Funktion als Bindeglied zwischen Kopf- und Herznote schafft es einen harmonischen Übergang zu Blütenölen wie Rose oder Lavendel. Ebenso gut lässt Myrte sich mit holzigen, aromatischen Düften und Zitrusdüften kombinieren.

Psychische Wirkung: Myrtenduft lässt Klarheit und Ordnung in uns entstehen. Mit Ihrem heiteren mediterranen Aroma vermittelt Myrte Harmonie, Frieden und innere Balance. Durch die konzentrationsfördernde und beruhigende Wirkung eignet sich ihr Duft auch für Meditation und Gebet.

Narde

Nardostachys jatamansi (N. grandiflora)
Valerianaceae, Familie der Baldriangewächse

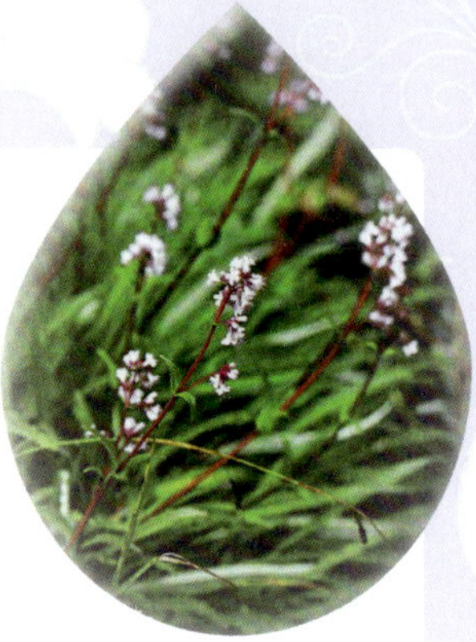

Herkunft: Bhutan, Indien, Nepal
Gewinnung: Wasserdampfdestillation der Rhizome

⇩ ❤

Note: Herznote ❤ ⇩ (Tendenz Basisnote) ➠ Fixativ
Preis für 5 ml: ca. 19,-€
Höchstmenge: 3–6 Tropfen in 10 ml Parfum
Farbe/Konsistenz: hellgelb, flüssig
Duftprofil: balsamisch, dunkel, erdig, tief, schwer, baldrianartig, geheimnisvoll
Harmoniert mit Benzoe Siam, Honig, Moschuskörner, Rose, Orange, Osmanthus, Sandelholz, Weihrauch, Zeder

Beschreibung: Narde wächst in den Hochlagen des Himalaya, zum Beispiel in Nepal und Bhutan. So wie unser heimischer Baldrian gehört auch die Narde zu den Baldriangewächsen. Schon im Altertum stellte man aus den Rhizomen der Narde heilsame Duftöle und Balsame her. Narde wurde bereits in der Bibel erwähnt und ist noch heute Bestandteil vieler Räuchermischungen. Das ätherische Öl der Narde duftet balsamisch und schenkt mit seinem erdigen Aroma einer Duftkomposition Tiefe und etwas Geheimnisvolles. In Duftmischungen sollte es nur sparsam eingesetzt werden. Als Basisnote mit anhaltendem Aroma ist Narde für orientalische Parfums, zum Beispiel in Verbindung mit Weihrauch, wie geschaffen.

Psychische Wirkung: Nardenöl wirkt bei Reizüberflutung und in Stresssituationen beruhigend und stabilisierend auf das Nervensystem. Der wärmende Duft stärkt unsere Ausstrahlung und öffnet das Herz.

Nelkenknospe

Syzygium aromaticum
Myrtaceae, Familie der Myrtengewächse

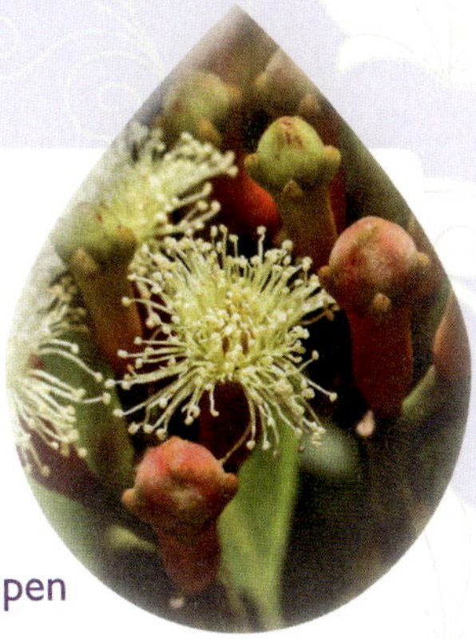

Herkunft: Madagaskar, Molluken, Sansibar
Gewinnung: Wasserdampfdestillation der Blütenknospen

Note: Herznote ❤
Preis für 5 ml: ca. 9,-€
Höchstmenge: 1–2 Tropfen in 10 ml Parfum
Farbe/Konsistenz: gelb, flüssig
Duftprofil: würzig, warm, aromatisch, trocken, süß, kraftvoll, exotisch
Harmoniert mit Benzoe Siam, Honig, Iris, Jasmin, Koriandersamen, Orange, Rose, Styrax, Vanille, Tolu, Tonkabohne, Ylang Ylang

❤

Beschreibung: Der Gewürznelkenbaum ist ein Myrtengewächs und nicht verwandt mit unserer heimischen Nelke. Gewürznelkenöl kann sowohl aus den Blättern als auch aus den Blüten dieses tropischen Baums hergestellt werden. Nelkenblätteröl sollte aufgrund seines hohen Anteils an Eugenol für Naturparfums nicht verwendet werden. Es kann hautreizend wirken oder allergische Reaktionen hervorrufen. Nelkenknospenöl wird nur sehr sparsam in eine Komposition gegeben. Oftmals reicht schon ein Tropfen oder weniger als solide, haltbare Grundlage für flüchtige Blütendüfte. Der Duft ist warm und würzig, ohne dabei scharf und stechend zu sein. Nelkenknospenöl ist ein guter Begleiter für blumige, orientalische Düfte.

Psychische Wirkung: Nelkenduft wirkt kraftspendend bei Antriebslosigkeit und Trägheit. Sein würziges, lebhaftes Aroma schafft Bewegung und Dynamik, wo Stagnation und Unbeweglichkeit herrschen. Bei mentaler Erschöpfung spendet der Duft neue Energie, Lebenslust und Widerstandskraft.

Neroli

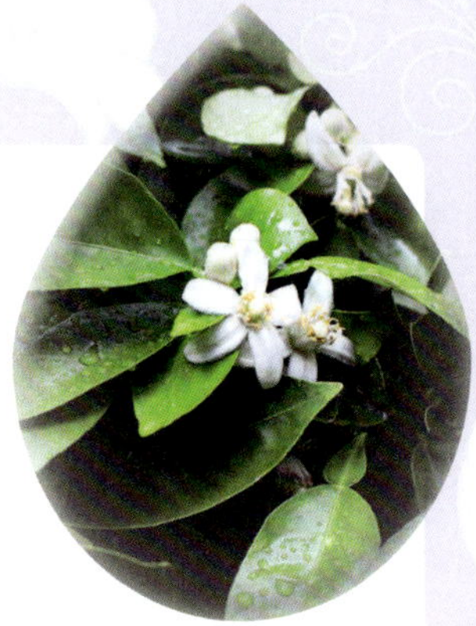

Citrus aurantium subsp. amara
Rutaceae, Familie der Rautengewächse

Herkunft: Frankreich, Italien, Nordafrika, Spanien
Gewinnung: Wasserdampfdestillation der Blüten

Note: Herznote ❤
Preis für 1 ml (100%): ca. 28,-€; Preis für 5 ml 10%ig: ca. 10,-€
Höchstmenge: Neroli 100%: 1–2 Tr., Neroli 10%ig: 10 Tr., in 10 ml Parfum
Farbe/Konsistenz: zartgelb, flüssig
Duftprofil: strahlend, hell, bitter-süß, zart-blumig, freundlich
Harmoniert mit Bergamotte, Honig, Iris, Jasmin, Kamille römisch, Lavendel, Myrte, Orange, Rose, Sandelholz, Tonkabohne

Beschreibung: Neroli ist ein sehr kostbares Öl. Eine Tonne der handgepflückten weißen, duftenden Blüten des Bitterorangenbaumes ergeben circa einen Liter Neroliöl. Der Name Neroli ist zurückzuführen auf Marie Anne de la Trémoille (1672-1722), die sich nach ihrer Heirat mit Herzog Flavio Orsini und Prinz von Nerola, Prinzessin von Nerola nannte. Es wird erzählt, sie habe begeistert den Duft der Bitterorangenblüten verwendet, der dann als Neroli in die Geschichte einging. 1709 kreierte der in Köln lebende, italienisch stämmige Parfümeur Johann Maria Farina, das bekannte „Eau de Cologne" mit Anteilen von Neroliöl. Seither zählt Neroli zu den wichtigen ätherischen Ölen für die Duftwasser- und Parfumherstellung. Neroli hat ein lieblich-zartes, blumiges Aroma mit Bitterkeit und Süße zugleich. In der Naturparfümerie wird es verwendet, um erfrischende Mischungen zu komponieren oder einen hellen Lichtpunkt in eine Duftkreation zu setzen.

Psychische Wirkung: Neroliduft lässt uns gedanklich in den sonnigen Süden reisen. Seine Leichtigkeit und Strahlkraft überträgt sich auf unser Gemüt und wirkt bei seelischen Tiefs stimmungsaufhellend. Ängstliche Gefühle und nervöse Anspannung können durch Neroliduft beruhigt werden.

Orange

Citrus sinensis subsp. dulcis
Rutaceae, Familie der Rautengewächse

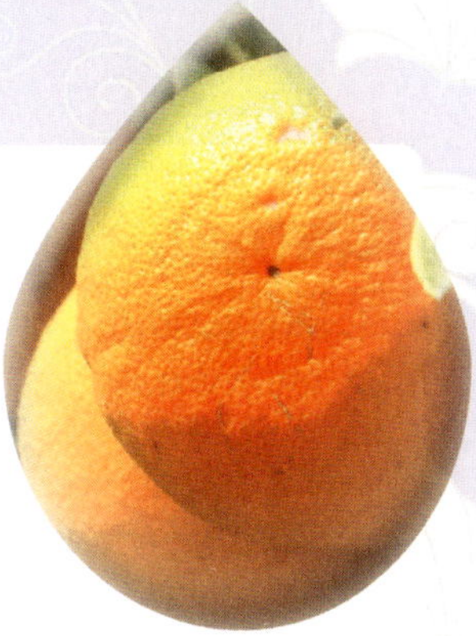

Herkunft: Italien, Israel, Spanien, USA, Zypern
Gewinnung: Kaltpressung der Fruchtschalen

Note: Kopfnote ▲
Preis für 5 ml: ca. 6,-€
Höchstmenge: 8–12 Tropfen in 10 ml Parfum
Farbe/Konsistenz: gelb bis orange, dünnflüssig
Duftprofil: fruchtig, lebendig, süß, aromatisch, warm, weich
Harmoniert mit Benzoe Siam, Bergamotte, Cistrose, Honig, Immortelle, Jasmin, Koriandersamen, Lavendel, Melisse, Narde, Rose, Osmanthus, Tolu, Tonkabohne, Vanille, Weihrauch, Zeder, Zitrone

Beschreibung: Der Süßorangenbaum stammt ursprünglich, wie alle Zitruspflanzen, aus dem tropischen und subtropischen Südosten Asiens. Bereits seit dem 16. Jahrhundert werden Orangenbäume auch bei uns in den warmen Gebieten Europas angebaut. Neben der Bezeichnung Süß-Orange sind die Früchte bei uns weitläufig auch als Apfelsinen bekannt. Das ätherische Öl wird aus der reifen Fruchtschalen gewonnen und ist mit seinem warmen, weichen Aroma der „Sonnenschein" unter den ätherischen Ölen. Der fruchtige, frische Duft verbreitet Heiterkeit und eignet sich ausgezeichnet, um in einer Duftkomposition einen fruchtigen, zitrusartigen Akzent zu setzen und Kopf- und Herznoten harmonisch miteinander zu verbinden.

Psychische Wirkung: Mit seinem warmen, süßen und belebendem Duft stimmt Orangenöl traurige Seelen wieder froh. In stressigen Situationen und bei arbeitsbedingter Überlastung verhilft der Duft zu mehr Gelassenheit und spendet Energie und Lebensfreude. Für kreative, schöpferische Arbeit wirkt der Duft von Orangenöl unterstützend und hilft neue Ideen in die Tat umzusetzen.

▲

Osmanthus

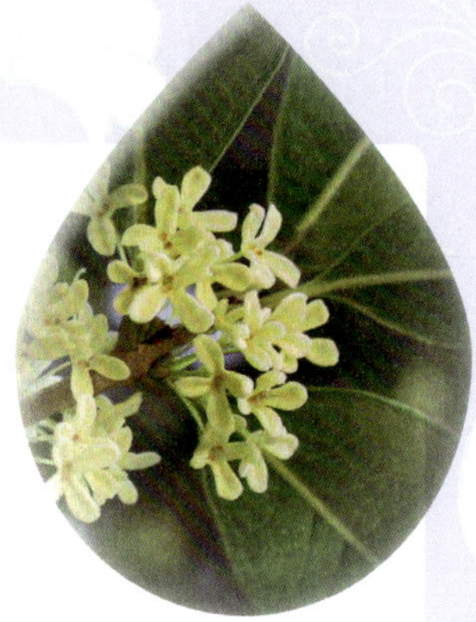

Osmanthus fragrans
Oleaceae, Familie der Ölbaumgewächse

Herkunft: China, Indonesien
Gewinnung: Hexan-Extraktion der Blüten (Absolue)

Note: Herznote ❤
Preis für 1 ml (100 %): ca. 45,-€; 5 ml 5 %ig: ca. 13,-€
Höchstmenge: Osmanthus 5%ig: 8–10 Tropfen in 10 ml Parfum
Farbe/Konsistenz: blassgelb, flüssig
Duftprofil: hell, fruchtig, rein, fein blumig, euphorisierend, lebhaft, exotisch
Harmoniert mit Adlerholz, Benzoe Siam, Bergamotte, Rosengeranie, Honig, Jasmin, Litsea, Magnolie, Narde, Patchouli, Sandelholz, Vanille, Tonkabohne

Beschreibung: Der 2 bis 3 Meter hohe immergrüne Baum hat viele starkduftende kleine Blüten. Die Verwendung der Blüten der „Süßen Duftblüte" hat in China eine jahrtausende alte Tradition. Noch heute dienen die Blüten der Parfümierung von zum Beispiel Grünem Tee oder der Beduftung von Kosmetika. Der englische Name des immergrünen Strauches „Fragrant Olive" enthüllt die Verwandtschaft zu unseren europäischen Olivenbäumen. Der inspirierende, zartblumige Duft wurde schon vor langer Zeit in China verwendet und auch literarisch verehrt. Die interessanten fruchtigen, blumigen Nuancen seines Duftbouquets erschaffen eine außergewöhnliche Herznote und inspirieren zum Träumen.

Psychische Wirkung: Der Duft der zarten, gelblich-weißen Blüten schenkt uns Lebensfreude. Seine stabilisierende und ausgleichende Wirkung hilft bei emotionalen Schwankungen und vermag das seelische Gleichgewicht wieder herzustellen. Osmanthusduft beflügelt die Fantasie und wirkt unterstützend bei allen Tätigkeiten, die Kreativität und Ideenreichtum erfordern.

Patchouli

Pogostemon cablin
Lamiaceae, Familie der Lippenblütler

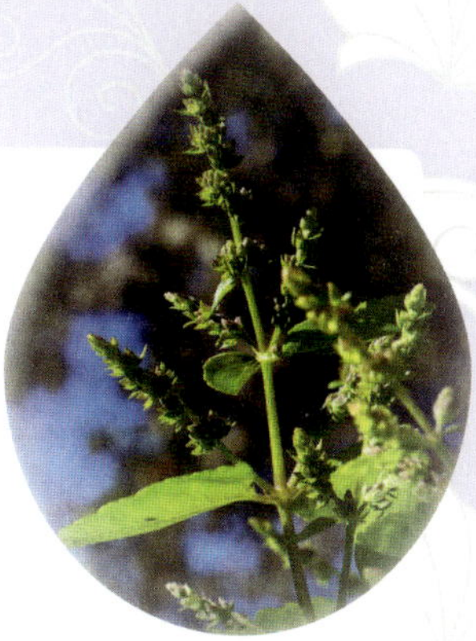

Herkunft: Indien, Madagaskar, Philippinen
Gewinnung: Wasserdampfdestillation der Blätter

Note: Basisnote ■ ➠ Fixativ
Preis für 5 ml: ca. 8,-€
Höchstmenge: 2–4 Tropfen in 10 ml Parfum
Farbe/Konsistenz: gelblich-braun, dickflüssig
Duftprofil: erdig, balsamisch, rauchig, geheimnisvoll, schwer, aphrodisierend
Harmoniert mit Jasmin, Moschuskörner, Nelkenknospe, Rose, Sandelholz, Tolu, Tonkabohne, Osmanthus, Vanille, Vetiver, Ylang Ylang

Beschreibung: Patchouli ist eine krautige, bis zu einem Meter hohe mehrjährige Pflanze, die zur Ölgewinnung überwiegend in Asien angebaut wird. Das dickflüssige, dunkelorange Patchouliöl ist ein wichtiger Rohstoff für die Parfumindustrie. Der Naturparfümerie kommt die stark fixierende Kraft von Patchouli zugute. Der Duft von geheimnisvoller Schönheit ist kräftig und erdig, mit rauchigen Nuancen. Sein Charakter ist extravagant und dunkel, man kann ihn lieben oder ablehnen. In Parfumkompositionen eignet er sich, um eine rauchige, exotische Basis mit orientalischem Charakter zu schaffen. Ein Tropfen reicht häufig aus, um der gesamten Duftkreation Tiefe und Spannung zu verleihen.

Psychische Wirkung: Mit seinen erdenden Eigenschaften wirkt Patchouli entspannend und beruhigend. Der Duft verhilft zu mehr Selbstvertrauen und Entschlossenheit. Die sinnliche, phantasievolle Seite in uns kann durch Patchouli betont und verstärkt werden.

Rose

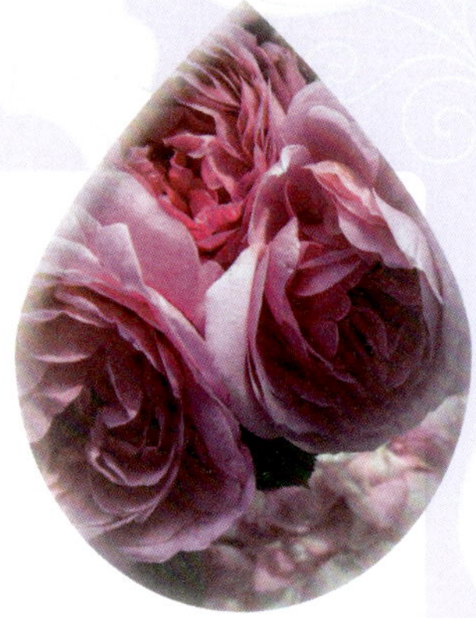

Rosa damascena, Rosa centifolia, Rosa alba
Rosaceae, Familie der Rosengewächse

Herkunft: Afghanistan, Bulgarien, Syrien, Türkei
Gewinnung: Wasserdampfdestillation der Blüten, Hexan-Extraktion (Absolue)
Note: Herznote ❤
Preis für 1 ml (100 %): ca. 50,- bis 70,-€; Preis für 5 ml 10 %ig: ca. 25,-€
Erhältliche Verdünnungsvarianten: 5 %, 10 %; Absolue
Höchstmenge: Rose 100 %: 1–2 Tr., Rose 10 %ig 10 Tr. in 10 ml Parfum
Farbe/Konsistenz: durchsichtig oder zartgelb, dickflüssig; bei Raumtemperaturen unter 21 °Celsius beginnende Auskristallisierung (Bildung von Stearoptenen, Kohlenwasserstoffen)
Duftprofil: blumig, üppig, würzig, voll, warm, sinnlich, elegant, betörend, Honignoten im Hintergrund
Harmoniert mit Benzoe Siam, Iris, Kamille römisch, Lavendel, Moschuskörner, Myrte, Narde, Neroli, Orange, Rosengeranie, Sandelholz, Styrax, Vanille, Weihrauch, Ylang Ylang, Zeder

Beschreibung: Die Rose gilt als Symbol der Liebe. Viele Geschichten ranken sich um die stolze, schöne Königin der Blumen. Schon in antiken Kulturen wurde sie für medizinische und kosmetische Zwecke verwendet. Rosenöl gehört aufgrund seiner chemischen Zusammensetzung zu den komplexesten ätherischen Ölen mit hunderten von Inhaltsstoffen. Durch die aufwendige Gewinnung – circa 4–5 Tonnen Blüten müssen für einem Liter Rosenöl gepflückt werden – gehört es zu den hochpreisigen ätherischen Ölen. Das Duftbouquet der Destillate ist üppig blumig, überschwänglich, mit süßen, würzigen Nuancen und Honignoten. Als klassischer Vertreter der Herznote findet Rosenöl in Naturparfums vor allem in femininen Mischungen seinen Platz. Der wahre Rosenduft entfaltet sich erst in stärkerer Verdünnung. Da das Aroma des Destillats, je nach Herkunft und Rosenart, variieren kann, finden Sie auf der folgenden Seite eine einfache Aufstellung der handelsüblichen Sorten.

Rosa Alba: Das aus Rosa x alba Sorten gewonnene ätherische Öl ist besonders rar und kostbar. Es bildet ein sattes, rosiges Duftbouquet mit Eleganz und subtiler Feinheit. Sein Duft ist heller und weniger würzig als der anderer Rosensorten; ein Duft, der die sinnliche Seite in uns weckt.
Rose afghanisch: Der satte, würzige Duft des afghanischen Rosenöls entfaltet ein wunderbares Aroma. Die ausgeprägte Honignote und Würze macht das Öl zu etwas Besonderem. Diese Rosensorte eignet sich für orientalische Duftkompositionen in Verbindung mit Weihrauch.
Rose bulgarisch: Rosenöl aus Bulgarien verströmt den klassischen, schweren Rosenduft mit sattem, ausgeprägten Rosenaroma und narkotischer Süße.
Mairose: Ein berauschender Rosenduft mit viel Süße und Honignuancen und einem Bouquet, das unser Herz öffnet und die romantischen Gefühle in uns wachküsst. Leider ist das Öl zur Rarität geworden und im Handel selten erhältlich.
Rose marokkanisch: Der Duft dieses Rosenöls ist etwas süß und leichter im Aroma. Mit seiner Feinheit und Eleganz eignet es sich für dezentere Kompositionen.
Rose persisch: Persisches Rosenöl hat ein betörendes Aroma, mit viel Wärme und Würze. Sein Duft ist etwas weniger süß und üppig. Er lässt sich gut mit anderen orientalischen Ölen kombinieren.
Rose türkisch: Das satte, gourmandähnliche Aroma mit fruchtigen, würzigen Noten und Honignuancen macht das türkische Rosenöl besonders begehrt.

Psychische Wirkung: Rosenöl hat eine Menge positiver Wirkungen, die sich besonders im seelischen Bereich zeigen. Der Duft der Rose öffnet unser Herz und wird auch „der Duft der Liebe“ genannt. Rosenduft wirkt ausgleichend und stärkend bei nervöser Unruhe und psychischer Erschöpfung. Seine stimmungsaufhellende Wirkung hilft bei Trauer oder Ängsten, wieder mehr Vertrauen ins Leben zu gewinnen.

Rosengeranie

Pelargonium graveolens
Geraniaceae, Familie des Storchschnabelgewächse

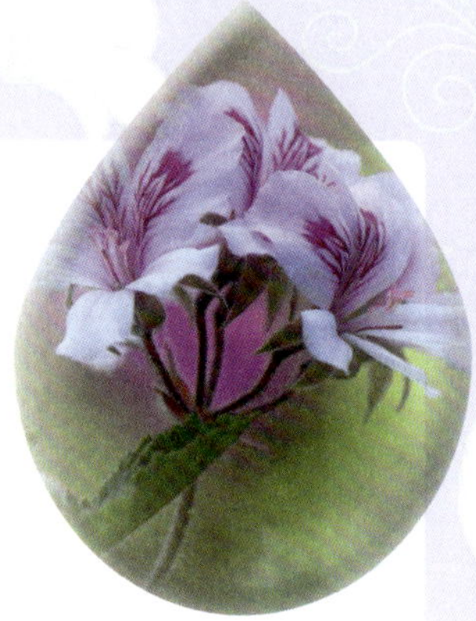

Herkunft: Ägypten, La Réunion, Namibia, Südafrika
Gewinnung: Wasserdampfdestillation der Blätter

Note: Herznote ❤
Preis für 5 ml: ca. 10,-€
Höchstmenge: 5–7 Tropfen in 10 ml Parfum
Farbe/Konsistenz: klar oder gelb-grünlich, flüssig
Duftprofil: rosig, blumig, freundlich, warm, würzig
Harmoniert mit Bergamotte, Koriandersamen, Lavendel, Moschuskörner, Neroli, Rose, Ylang Ylang, Zeder

Beschreibung: In Südafrika sind duftende Pelargonien-Arten beheimatet, die volkstümlich auch Duftgeranien genannt werden. Aus den Blättern einiger Arten wird ein in der Aromatherapie häufig verwendetes ätherisches Öl gewonnen. Gehandelt wird es unter dem Namen „Rosengeranie" oder „Geranium". Der Duft des Öls ist ähnlich wie der Duft von Rosenöl. Da jedoch die Ausbeute an ätherischem Öl und somit auch der Preis – im Gegensatz zu echtem Rosenöl – wirtschaftlich interessanter ist (circa 400 kg ergeben 1 Liter), wird echtes Rosenöl gelegentlich mithilfe von Rosengeranienöl gestreckt. Das Duftbouquet von Rosengeranie ist blumig-heiter mit balsamischer Note und würzigem Hintergrund. In Naturparfumkompositionen wird der Duft gerne als blumige, würzige Herznote eingesetzt.

Psychische Wirkung: Der rosenartige, süße Duft des Rosengeranienöls hilft bei emotionalen Schwankungen – insbesondere auch in den Wechseljahren – und wirkt ausgleichend und stärkend. Der Duft stimmt friedlich und öffnet unser Innerstes.

Rosenholz

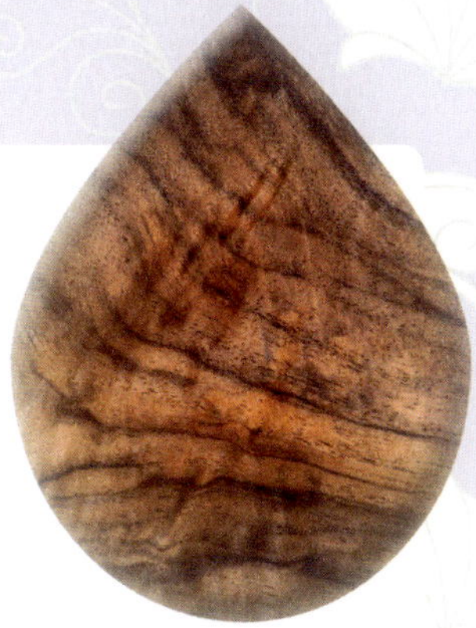

Aniba rosaeodora
Lauraceae, Familie der Lorbeergewächse

Herkunft: Brasilien
Gewinnung: Wasserdampfdestillation der Holzspäne

Note: Herznote ❤ ⇩ (Tendenz Basisnote) ➠ Fixativ
Preis für 5 ml: ca. 14,-€
Höchstmenge: 8 Tropfen in 10 ml Parfum
Farbe/Konsistenz: klar, flüssig
Duftprofil: weich, würzig, warm, sinnlich, samtig, blumig, holzig
Harmoniert mit Bergamotte, Cistrose, Jasmin, Koriandersamen, Neroli, Orange, Rose, Tonkabohne

Beschreibung: Der in all seinen Teilen duftende brasilianische Rosenholzbaum gehört zur Familie der Lorbeergewächse. Er ist im tropischen Regenwald beheimatet und wird in der Roten Liste der Weltnaturschutzunion (IUCN) als „stark gefährdet" eingestuft. Aus diesem Grund sollte Rosenholzöl nur von verantwortungsbewussten Händlern bezogen werden, die das Öl von Erzeugern mit nachhaltiger, arterhaltender Forstwirtschaft beziehen. Der Duft des Öls ist zart rosenartig und schafft in Duftkompositionen eine warme, milde Basis, die holzige und blumige Duftnoten harmonisch miteinander verbindet. Der Duft von Rosenholz ist dominant, so dass eine kleine Menge des Öls ausreicht, um große Wirkung zu erzielen. Gut geeignet als Fixativ für feminine Kompositionen.

Psychische Wirkung: Rosenholz ist ein heiterer Duft, der uns mit samtiger Wärme umschmeichelt und Gelassenheit schenkt. Wenn wir uns müde, erschöpft oder gestresst fühlen, hilft uns der Duft von Rosenholz, mit der Kraft des Baumes in Verbindung zu treten. Er bringt uns innere Ruhe und Entspannung.

Rosmarin

Rosmarinus officinalis C.t. Cineol
Lamiaceae, Familie der Lippenblütler

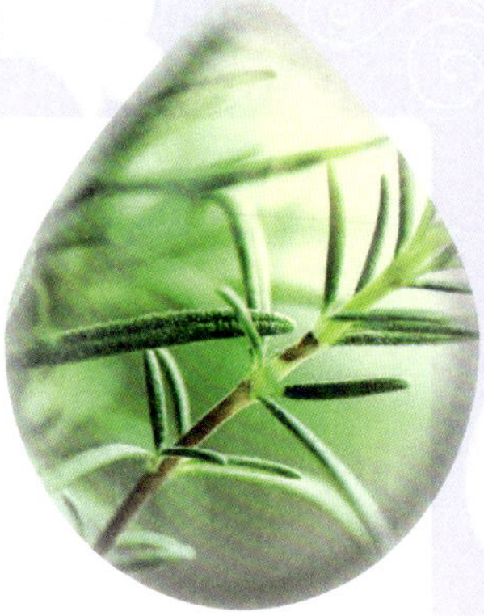

Herkunft: Albanien, Kroatien, Spanien, Tunesien
Gewinnung: Wasserdampfdestillation der Zweige

Note: Kopfnote ▲
Preis für 5 ml: ca. 8,-€
Höchstmenge: 3–6 Tropfen in 10 ml Parfum
Farbe/Konsistenz: klar, dünnflüssig
Duftprofil: frisch, klar, kühl, aromatisch, krautig, würzig, zitrusartig
Harmoniert mit Bergamotte, Cistrose, Douglasfichte, Eisenkraut, Elemi, Immortelle, Lavendel, Orange, Vetiver, Wacholder, Zypresse

Beschreibung: Rosmarin ist in der Mittelmeerregion beheimatet. Der aromatisch duftende, frostempfindliche Halbstrauch liebt Sonne und Wärme. Sein Aroma verbinden wir mit der Mittelmeerküche. Rosmarinöl wird, je nach Anbauregion, in verschiedenen Chemotypen angeboten, die sich in der Zusammensetzung ihrer Inhaltsstoffe voneinander unterscheiden. Rosmarin C.t. Kampfer wird aufgrund seines kampferartigen Duftes eher zu medizinisch-therapeutischen Zwecken verwendet. Der frische, klare Duft von Rosmarin C.t. Cineol ist für Parfumkompositionen besser geeignet. Als kühle, krautige Kopfnote bietet sich Rosmarin besonders für Eaux de Cologne und für frisch-würzige Herrenparfums an. In eher schweren Mischungen mit üppigen Basis- und Herznoten verleiht der Duft von Rosmarinöl erfrischende Lebendigkeit.

Psychische Wirkung: Rosmarinduft aktiviert den Denkprozess, fördert die Konzentrationsfähigkeit und wirkt anregend auf den Körper. Der Duft stärkt die Nerven, macht wach und weckt unsere Willenskraft.

Sandelholz

Santalum album
Santalaceae, Familie der Sandelholzgewächse

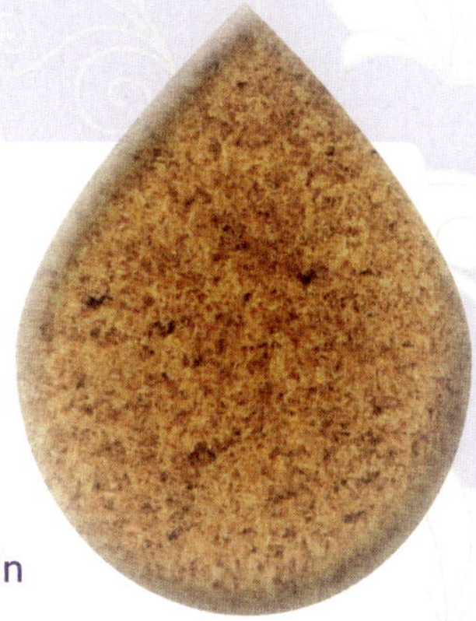

Herkunft: Ostindien
Gewinnung: Wasserdampfdestillation Holz u. Wurzeln

Note: Herznote ❤ ⇩ (Tendenz Basisnote) ➠ Fixativ
Preis für 1 ml: ca. 21,-€; 5 ml: ca. 50,- €
Höchstmenge: 6–8 Tropfen in 10 ml Parfum
Farbe/Konsistenz: hellgelb, zähflüssig
Duftprofil: holzig, samtig, warm, sinnlich, balsamisch, süß
Harmoniert mit Benzoe Siam, Bergamotte, Iris, Jasmin, Narde, Rose, Styrax, Tonkabohne, Weihrauch, Ylang Ylang, Zitrone

Beschreibung: Echtes Sandelholzöl aus Ostindien ist sehr kostbar und wird aus mindestens dreißig Jahre alten Bäumen gewonnen. In seinem Heimatgebiet steht Sandelholz auf der Roten Liste der Weltnaturschutzunion (IUCN). In Indien unterliegen Handel, Besitz und Verarbeitung von Sandelholz strengen staatlichen Vorschriften.
Für die Naturparfümerie ist Sandelholz ein wichtiges ätherisches Öl, auch aufgrund seiner fixierenden Eigenschaften. Sein weicher, warmer Duft entfaltet exotische und samtige Holznoten. In Duftkompositionen eignet es sich für holzig-warme Herrendüfte mit klassischer Eleganz. Das Öl lässt sich gut mit Blüten, Moschus- und Holzdüften kombinieren und ist zugleich ein dezent duftendes Fixativ.

Psychische Wirkung: Der Duft von Sandelholz wirkt aphrodisierend und stimmungsaufhellend. Stresssymptome, Ängstlichkeit und innere Unruhe können gemindert werden. Die sanfte Wärme des Duftes vermittelt ein Gefühl von Geborgenheit und Schutz.

Styrax

Liquidamber orientalis
Hamamelidaceae, Familie der Zaubernussgewächse

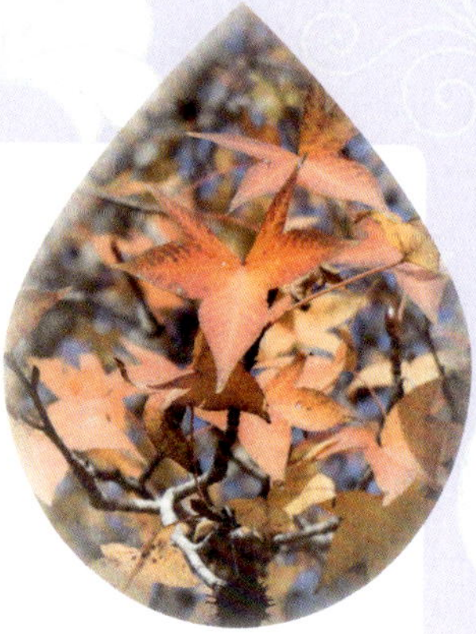

Herkunft: Honduras, Türkei
Gewinnung: Wasserdampfdestillation des Holzes

Note: Basisnote ■ ➠ Fixativ
Preis für 5 ml: ca. 19,-€
Höchstmenge: 1–2 Tropfen in 10 ml Parfum
Farbe/Konsistenz: braun, zähflüssig
Duftprofil: süß, warm, balsamisch, mandelartig, geheimnisvoll, würzig, dunkel
Harmoniert mit Adlerholz, Benzoe Siam, Cistrose, Honig, Iris, Nelkenknospe, Orange, Rose, Sandelholz, Tolu, Tonkabohne, Weihrauch, Zeder

Beschreibung: Der orientalische Amberbaum hat sein natürliches Verbreitungsgebiet im Südwesten der Türkei und ist auf Rhodos zu finden. Den laubabwerfenden, frostempfindlichen Baum gibt es nur noch selten. Er wird auf der Roten Liste des IUCN als gefährdet eingestuft. Nach Verletzung der Rinde bildet der Amberbaum ein aromatisches Harz, das aufgrund der Ähnlichkeit mit dem Harz des Storax Strauches (Styrax officinalis) Styrax genannt wird. Styrax gehörte in der antiken Welt zu einem der begehrtesten Duftstoffe. Unter anderem diente Styrax als Räucherstoff zur Unterstützung von Ritualen und religiösen Zeremonien. Er entfaltet einen süßen, balsamischen Duft und lässt sich gut mit Blütendüften kombinieren. In orientalischen Parfumkreationen dient Styrax als warme, geheimnisvolle Basisnote. Das Öl eignet sich in Mischungen als Fixativ.

Psychische Wirkung: Der Duft von Styrax inspiriert unseren Geist und stimmt unser Gemüt sanftmütig. Er hilft Stress abzubauen und vermittelt Ruhe und Harmonie. Sein balsamisches Aroma gibt ein Gefühl von Geborgenheit.

Tolu

Myroxylon balsamum var. balsamum
Fabaceae, Familie der Schmetterlingsblütler

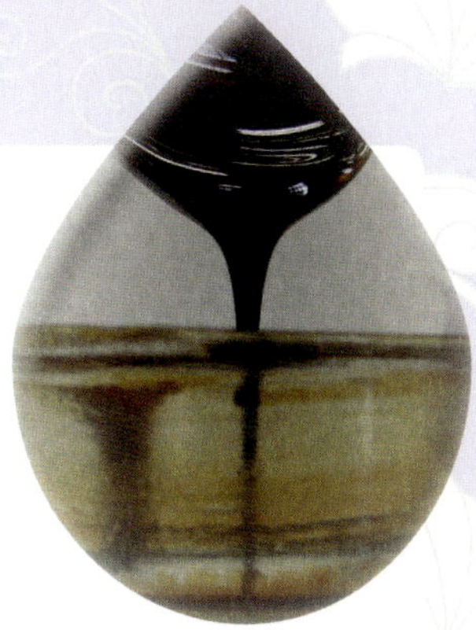

Herkunft: Guatemala, Kolumbien, Venezuela
Gewinnung: Alkohol-Extraktion Balsam (Resinoid)

Note: Basisnote ■ ➠ Fixativ
Preis für 5 ml: ca. 9,-€
Höchstmenge: Tolu: 1–3 Tropfen in 10 ml Parfum
Farbe/Konsistenz: dunkelbraun, zähflüssig
Duftprofil: süß, warm, voll, vanilleartig, würzig, balsamisch, sinnlich, blumig im Hintergrund
Harmoniert mit Benzoe Siam, Honig, Jasmin, Magnolie, Narde, Nelkenknospe, Orange, Rosenholz, Sandelholz, Styrax, Vanille, Weihrauch, Ylang Ylang

Beschreibung: Im nordöstlichen Südamerika wächst der Tolu-Balsambaum. Nach Einkerbung der Rinde tritt aus dem Stamm des Baumes ein rotbrauner, klebriger Balsam aus, der aufgefangen wird. Das sich aus dem Balsam entwickelnde Harz enthält einen hohen Anteil an ätherischem Öl. Nach der Extraktion wird das Resinoid mit Weingeist verflüssigt, damit es fließfähig ist. Der Duft von Tolu umhüllt uns mit Wärme und einem Gefühl von Sinnlichkeit, ist angenehm und erinnert an Vanille. In Duftkreationen schaffen seine süßen balsamischen Nuancen eine warm-würzige Basis und erzeugen in einer Kombination mit Blütenölen wie Jasmin oder Ylang Ylang eine aufregende Mischung mit aphrodisierender Wirkung. Im Hintergrund des duftenden Balsams finden wir süße, narkotische Noten von Hyazinthe und Flieder. Vorsichtig dosieren! Allergische Reaktionen der Haut sind nicht auszuschließen.

Psychische Wirkung: Der Duft von Tolubalsam ist voller Sanftmut, vermittelt Geborgenheit und Selbstvertrauen. Er ist ein Aphrodisiakum, das den liebevollen Umgang mit anderen und mit sich selbst unterstützen kann.

Tonkabohne

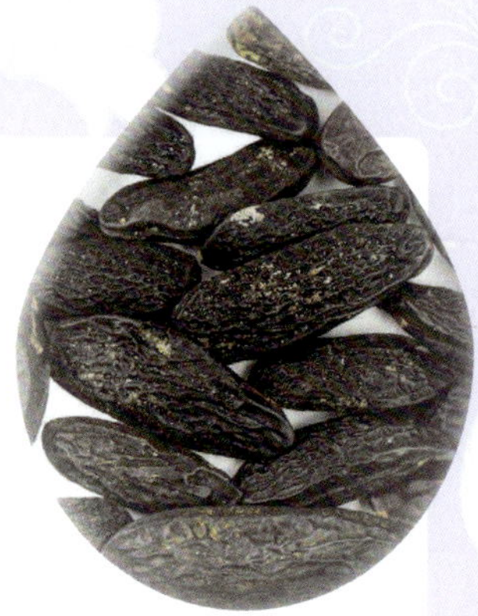

Dipteryx odorata
Fabaceae, Familie der Schmetterlingsblütler

Herkunft: Afrika, Brasilien, Südamerika
Gewinnung: Alkohol-Extraktion des Samens

Note: Basisnote ■ ➠ Fixativ
Preis für 5 ml: ca. 20,-€
Höchstmenge: Tonkabohne: 1–4 Tropfen in 10 ml Parfum
Farbe/Konsistenz: gelblich, flüssig
Duftprofil: warm, süß, mandelartig, karamellartig, balsamisch
Harmoniert mit Benzoe Siam, Cistrose, Eisenkraut, Iris, Jasmin, Kamille römisch, Moschuskörner, Nelkenknospe, Orange, Osmanthus, Sandelholz, Vanille, Vetiver, Weihrauch, Zeder

Beschreibung: Aus den Samen des über 25 Meter hohen Tonkabohnen-Baumes wird ein Extrakt mit einem karamellartigen Duft gewonnen. Ähnlich der Muskatnuss, finden die Tonkabohnen in der Küche als Gewürz Verwendung. In geringen Dosen bereichert das vanillige Aroma Süßspeisen und weihnachtliches Gebäck. In Duftkreationen weckt der Extrakt mit würzig-blumigem Aroma sanfte Gefühle von Sehnsucht und Vertrautheit. Tonkabohne schafft einen aromatisch-warmen Untergrund mit süßen Duftnuancen, in sehr geringen Dosen Nuancen von trockenem Heu. Das Duftbouquet ist exotisch und facettenreich und eignet sich für Parfums hervorragend als Fixativ.

Psychische Wirkung: Bei emotionalen Schwankungen und innerer Unruhe spendet der sinnlich-würzige Duft von Tonkabohne Harmonie und Ruhe. Er schenkt Gelassenheit und Entspannung, hüllt unser Nervenkostüm wohlig warm ein und wirkt wie Balsam auf unsere Seele.

Tuberose

Polianthes tuberosa
Agavaceae, Familie der Agavengewächse

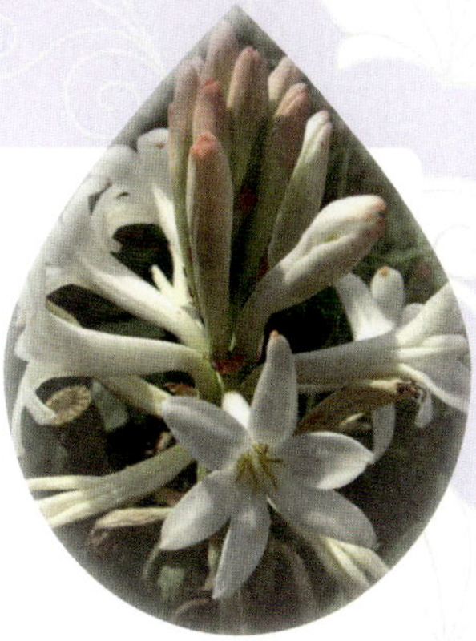

Herkunft: Indien, Mexiko, Südamerika
Gewinnung: Hexan-Extraktion der Blüten (Absolue)

Note: Herznote ❤
Preis für 1 ml (100 %): ca. 40,-€ bis 50,-€; 5 ml 5 %ig: ca. 17,-€
Höchstmenge: Tuberose 5 %ig: 5–7 Tropfen in 10 ml Parfum
Farbe/Konsistenz: gelblich, flüssig
Duftprofil: schwer, süß, berauschend, narkotisch, honigartig
Harmoniert mit Eisenkraut, Jasmin, Koriandersamen, Iris, Moschuskörner, Orange, Sandelholz, Tolu, Tonkabohne, Vetiver

Beschreibung: Schon die Azteken und Mayas verehrten einst die Tuberose, die auch Nachthyazinthe genannt wird. Aus einem knolligen Rhizom wächst die ca. einen Meter hohe Staude und verströmt während der nächtlichen Blütezeit ihren Duft. Das ätherische Öl der Tuberose ist sehr kostbar. Der betörende, aphrodisierende Duft ist schwer, mit honigartiger Süße und Nuancen von Wachs. In Parfumkreationen wird Tuberose mit ihrem kräftigen, blumigen Aroma als Herznote verwendet. Ihr feuriges Temperament ist für mutige Duftkreationen geschaffen, die Weiblichkeit und Sinnlichkeit offenbaren.

Psychische Wirkung: Der sinnliche Duft der Tuberose ist der Liebe geweiht. Er hilft bei seelischem Schmerz, die Herzenstür nicht zu verschließen. Zurückhaltung und Schüchternheit können im Rausch des Duftes vergessen werden. Tuberose wirkt angstlösend und beruhigend.

Vanille

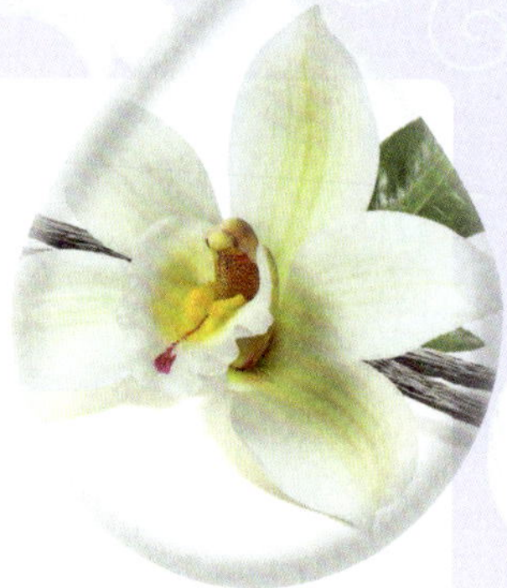

Vanilla planifolia
Orchidaceae, Familie der Orchideengewächse

Herkunft: La Réunion, Madagaskar, Mexiko
Gewinnung: Alkohol-Extraktion der Schoten

Note: Basisnote ■ ➠ Fixativ
Preis für 5 ml: ca. 18,-€
Höchstmenge: Vanille 10–30 %ig: 7–10 Tropfen in 10 ml Parfum
Farbe/Konsistenz: dunkelbraun, zähflüssig
Duftprofil: würzig, süß, balsamisch, weich, warm, einhüllend, sanft
Harmoniert mit Benzoe Siam, Honig, Iris, Koriandersamen, Lavendel, Nelkenknospe, Rose, Sandelholz, Tolu, Tonkabohne, Ylang Ylang, Zitrone

Beschreibung: Vanille-Extrakt wird in einem aufwendigen Verfahren aus den Fruchtkapseln („Schoten") einer tropischen Orchideenart gewonnen. Es handelt sich um eine in Alkohol verdünnte, zähflüssige Substanz. Damit sich die „Schoten" entwickeln können, muss die Blüte der stark rankenden Orchidee in den meisten Fällen zunächst von Hand bestäubt werden. Das Aroma der „Schoten" entsteht erst nach der Ernte durch Fermentation. Vanille-Extrakt entfaltet ein vertrautes, warmes, süß balsamisches Aroma mit holzigen Nuancen im Hintergrund. Es wird allgemein als sehr angenehm empfunden. In Duftkompositionen eignet sich Vanille als Bindeglied zwischen den unterschiedlichen Duftnoten. Der Zusatz von Vanille rundet ein Parfum ab und lässt sein Aroma weicher wirken. Für Damen- und Herrenkompositionen.

Psychische Wirkung: Der sanfte, süße, warme Duft von Vanille verbindet uns mit den vertrauten, unbeschwerten Gefühlen unserer Kindheit und lässt Liebeskummer, Sorgen und Ängstlichkeit in milderem Licht erscheinen. Der Duft vermittelt Geborgenheit und sorgt für Entspannung und freudige Gelassenheit.

Vetiver

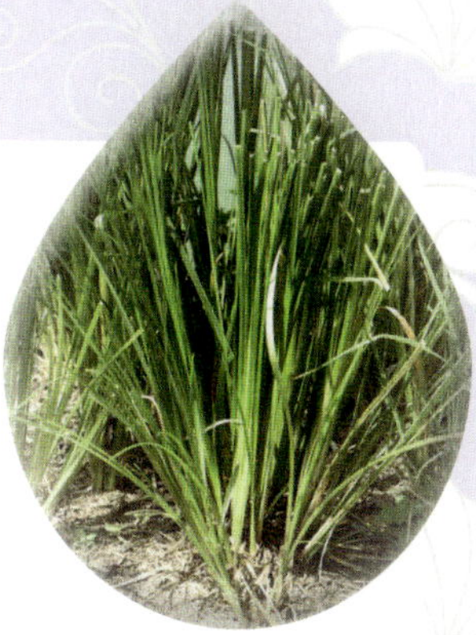

Vetiveria zizanoides
Poaceae, Familie der Süßgräser

Herkunft: Brasilien, China, Haiti, Indien, Indonesien
Gewinnung: Wasserdampfdestillation der Wurzeln

Note: Basisnote ■ ➠ Fixativ
Preis für 5 ml: ca. 11,-€
Höchstmenge: 1–3 Tropfen in 10 ml Parfum
Farbe/Konsistenz: rötlich-braun, zähflüssig
Duftprofil: würzig, erdig, dunkel, balsamisch, holzig, waldig, modrig, rauchig
Harmoniert mit Benzoe Siam, Bergamotte, Moschuskörner, Orange, Patchouli, Sandelholz, Tonkabohne, Tuberose, Ylang Ylang, Zeder, Zitrone, Zypresse

Beschreibung: Das in Indien beheimatete, bis zu 2 Meter hohe Vetivergras hat lange, starke und aromatische Wurzeln. Aus den frischen oder getrockneten Wurzeln wird durch Wasserdampfdestillation ein zähflüssiges, bräunliches ätherisches Öl gewonnen. Erst nach längerer Reifezeit (circa ein halbes Jahr) erhält Vetiveröl sein gewünschtes Aroma. Je länger das Öl reifen darf, desto wertvoller wird es. Unter dem Handelsnamen Vetiver Bourbon wird beispielsweise ein 30 Jahre gereiftes Vetiveröl mit Holz-, Tabak- und Karamellnoten angeboten. Vetiver verströmt einen wunderbar waldigen Duft von feuchter Erde und morschem Holz. Rauchige Töne mit balsamischer Schwere und Tiefe umfangen uns und ziehen uns in ihren Bann. Vetiver eignet sich gut für maskuline, holzige Duftkreationen und gibt Mischungen mehr Tiefe und Spannung.

Psychische Wirkung: Der Duft von Vetiver wirkt stimmungsaufhellend und vermittelt Standhaftigkeit und seelische Stabilität. Bei mentaler Erschöpfung und Antriebsschwäche spendet er Energie und hilft den Alltag gelassener anzugehen. Vetiver stärkt das Urvertrauen ins Leben und vermittelt das Gefühl, fest verwurzelt zu sein.

Weihrauch

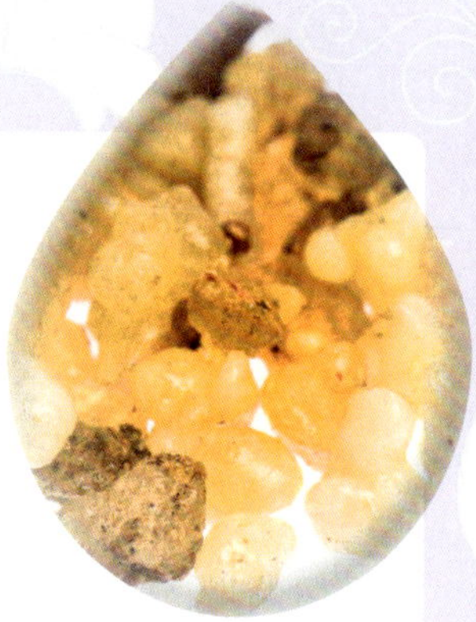

Boswellia serrata (indischer W.) B. sacra (arabischer W.)
Burseraceae, Familie der Balsambaumgewächse

Herkunft: Äthiopien, Indien, Oman, Somalia
Gewinnung: Wasserdampfdestillation des Harzes

Note: Basisnote ■ ⇨ Fixativ
Preis für 5 ml: ca. 11,-€
Höchstmenge: 4–5 Tropfen in 10 ml Parfum
Farbe/Konsistenz: klar bis hellgelb, dünnflüssig
Duftprofil: balsamisch, würzig, holzig, harzig grün, warm, würdevoll, streng
Harmoniert mit Benzoe Siam, Honig, Narde, Orange, Rose, Sandelholz, Styrax, Tolu, Tonkabohne, Zeder

Beschreibung: Seit Jahrtausenden wird Weihrauch zu religiösen Zwecken verwendet. Weihrauchbäume wachsen auf sehr trockenen Böden in subtropischen Regionen. Durch Einkerbung der Stämme wird ein milchiges Harz, auch Olibanum genannt, freigesetzt. Wirklich hochwertiges Harz kann erst nach mehrfach erfolgter Ernte gewonnen werden, was dazu führt, dass im Handel unterschiedliche Qualitäten angeboten werden. Weihrauchöl verbreitet einen balsamischen, würzigen Duft voller Würde und Stärke. Durch seine facettenreichen Noten von Balsam, Gewürzen und Hölzern eignet er sich wunderbar für orientalische Duftmischungen, die den märchenhaften Zauber des Morgenlandes widerspiegeln und in uns Bilder von Tausendundeine Nacht entstehen lassen. Sparsam dosiert, erhalten Parfumkreationen durch Weihrauch eine weiche, würzige und balsamische Note. Sehr gutes Fixativ für feminine und maskuline Duftmischungen.

Psychische Wirkung: Weihrauch ist ein bewährtes Mittel zur Stärkung der seelischen Kräfte. Der Duft fördert Durchhaltevermögen und Widerstandskraft und mobilisiert die körpereigenen Energiereserven. In stressigen Lebenssituationen wirkt er beruhigend und fördert seelische Stabilität.

Ylang Ylang

Cananga odorata
Annonaceae, Familie der Flaschenbaumgewächse

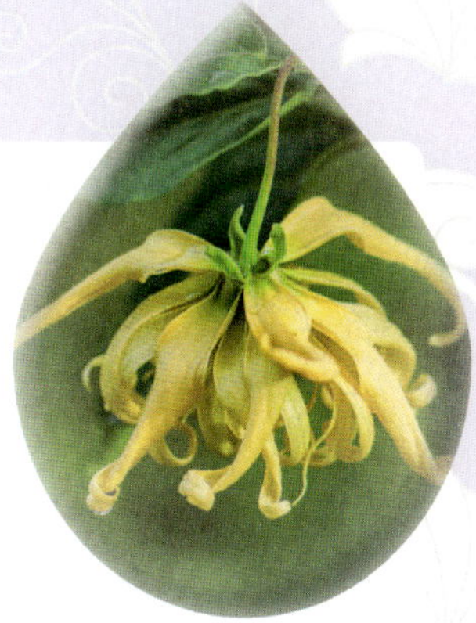

Herkunft: Haiti, La Réunion, Madagaskar, Sansibar
Gewinnung: Wasserdampfdestillation der Blüten

Note: Herznote ❤
Preis für 5 ml: ca. 11,-€ (Y.Y. Extra)
(Erhältliche Varianten: Y.Y. Extra; Y.Y. 1; Y.Y. 2; Y.Y. 3; Y.Y. kompett)
Höchstmenge: 4–6 Tropfen in 10 ml Parfum
Farbe/Konsistenz: hellgelb, leicht dickflüssig
Duftprofil: süß, schwer, berauschend, sinnlich, blumig, exotisch, narkotisch
Harmoniert mit Benzoe Siam, Bergamotte, Jasmin, Koriandersamen, Moschuskörner, Nelkenknospe, Orange, Patchouli, Rose, Sandelholz, Tolu, Tonkabohne, Vanille, Vetiver

Beschreibung: Der Ylang Ylang Baum ist ein tropischer Baum mit betörend duftenden Blüten. Je nach Zeitpunkt der Entnahme des ätherischen Öls während des Destillationsablaufs (15 Min. bis 20 Std.) werden Öle mit spezifischen Inhaltsstoffen und Aromen gewonnen (fraktionierte Destillation). Dies kann von blumig-süß bis zu süß-holzig variieren. Für Parfums ist der feine blumige Duft von Ylang Ylang Extra mit kurzer Destillationszeit besonders interessant. Ylang Ylang hat ein süßes, blumiges Aroma und erinnert an Orchideen, Hyazinthen und Levkojen. Es ist eine der Herznoten im berühmten Parfum Chanel Nr. 5. Der Duftcharakter ist sinnlich, weich, mit Nuancen von Mandel und Gewürzen. In Duftkompositionen eignet er sich als Herznote mit großer Strahlkraft und narkotischer Wirkung. In orientalischen Parfums entfaltet er seine volle Schönheit in Verbindung mit exotischen Gewürzen und edlen Hölzern.

Psychische Wirkung: Ylang Ylang wirkt stimmungsaufhellend und harmonisierend. Der sinnliche Duft mildert Ängstlichkeit, fördert die Kreativität und beflügelt unseren Geist.

Zeder

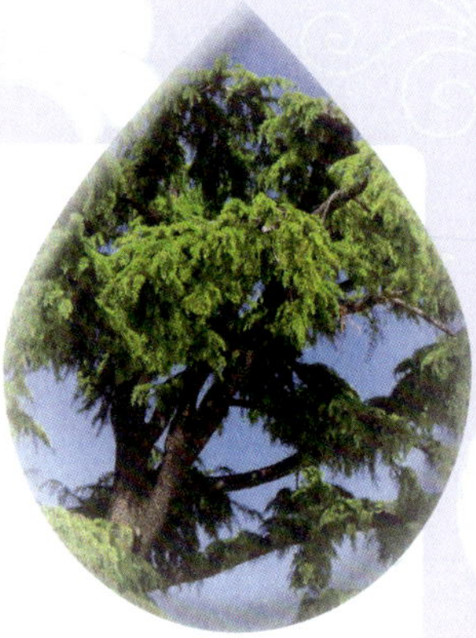

Cedrus atlantica (Atlaszeder)
Pinaceae, Familie der Kieferngewächse

Herkunft: Marokko
Gewinnung: Wasserdampfdestillation des Holzes

Note: Basisnote ■ ➠ Fixativ
Preis für 5 ml: ca. 6,-€
Höchstmenge: 2–4 Tropfen in 10 ml Parfum
Farbe/Konsistenz: hellgelb, flüssig
Duftprofil: würzig, warm, holzig, harzig, rauchig, männlich, würdevoll, balsamisch, waldig
Harmoniert mit Benzoe Siam, Bergamotte, Cistrose, Douglasfichte, Iris, Jasmin, Lavendel, Narde, Orange, Rose, Sandelholz, Tonkabohne, Styrax, Weihrauch, Zitrone

Beschreibung: Die Zeder ist ein Baum von stattlicher Größe und stolzer Schönheit. Aus den Holzspänen wird ein gelbliches ätherisches Öl mit harzig-holzigem Duft gewonnen. Zederöl findet häufige und vielseitige Verwendung in der Naturparfümerie. Das warme, würdevolle Aroma verkörpert das männliche Prinzip. Der Duft vereint kräftige, würzige Noten mit balsamischer Wärme. Zederöl wird sowohl für männliche als auch für weibliche Duftkompositionen verwendet. Das Aroma eignet sich auch gut für holzige Herrenparfums, orientalische Kreationen und als Basisnote mit weicher Fülle. Zederöl ist ein wichtiges Fixativ.

Psychische Wirkung: Zederduft trägt die Botschaft seiner Pflanze in sich. Er vermittelt das Gefühl von Kraft und Fülle und unterstützt uns, zielbewusst unserem persönlichen Lebensweg zu folgen. Zederduft vermittelt Schutz und Furchtlosigkeit. Er ist ein guter Begleiter, um Altes loszulassen und Standhaftigkeit zu entwickeln.

Zirbelkiefer

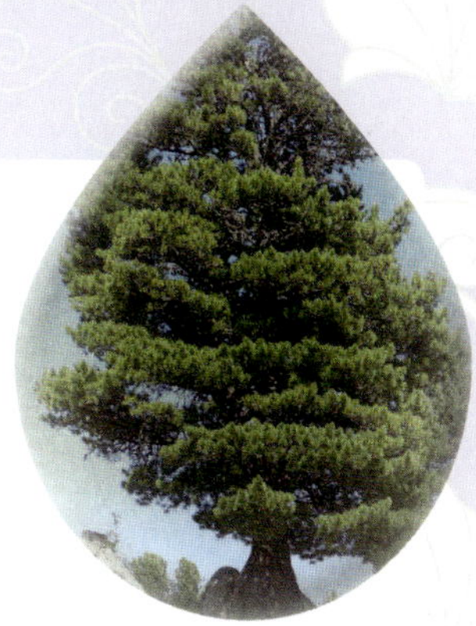

Pinus cembra
Pinaceae, Familie der Kieferngewächse

Herkunft: Österreich
Gewinnung: Wasserdampfdestillation des Baumes

Note: Kopfnote ▲ ⇩ (Tendenz Herznote)
Preis für 5 ml: ca. 8,-€
Höchstmenge: 5–6 Tropfen in 10 ml Parfum
Farbe/Konsistenz: klar, dünnflüssig
Duftprofil: holzig, harzig, würzig, klar, aromatisch
Harmoniert mit Elemi, Honig, Lavendel, Muskatellersalbei, Myrte, Orange, Weihrauch, Zypresse, Zeder, Zitrone

▲⇩

Beschreibung: In den Hochlagen der Zentralalpen hält die Zirbelkiefer, in Österreich auch Arve genannt, extremsten Wetterbedingungen stand. Der bis zu 25 Meter hohe Nadelbaum kann sehr alt werden. Das aromatisch duftende Holz wird in der alpenländischen Möbelschreinerei gerne verwendet. Circa eine Tonne Hackschnitzel des Baumes werden benötigt, um einen Liter ätherisches Öl zu gewinnen. Der Duft des wertvollen Öls verströmt ein frisches, kräftiges, holziges Aroma, das gleichzeitig klärend und reinigend wirkt. Zirbelkiefer eignet sich als originelle Kopf- oder Herznote in holzigen, eher männlichen Duftkompositionen.

Psychische Wirkung: Die erfrischende, reinigende Wirkung von Zirbelkieferöl verbindet uns mit der klaren Luft der Alpen und durchströmt uns mit Wanderurlaubs- und Hüttengefühlen. Er löst tiefes Wohlbefinden aus, kann unsere Gedanken klären und stärkt Entschlossenheit und Willenskraft.

Zitrone

Citrus limon
Rutaceae, Familie der Rautengewächse

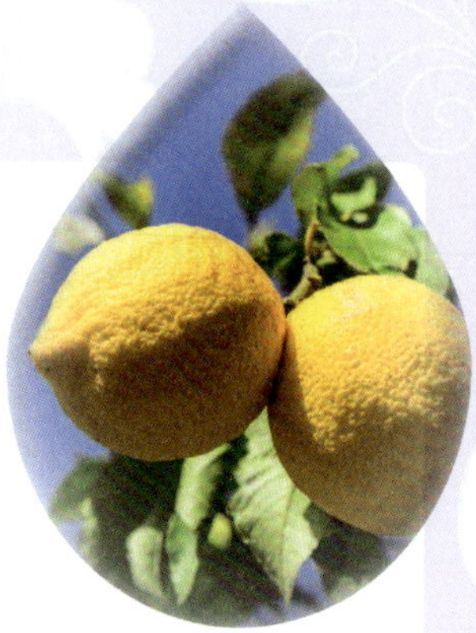

Herkunft: Italien
Gewinnung: Kaltpressung der Fruchtschalen

Note: Kopfnote ▲
Preis für 5 ml: ca. 5,-€; Yuzu Zitrone (Japan): Preis für 3 ml: ca. 18,-€
Höchstmenge: 4–6 Tropfen in 10 ml Parfum
Farbe/Konsistenz: hellgelb, dünnflüssig
Duftprofil: strahlend, fruchtig, hell, heiter, spritzig, luftig, frisch, lebendig
Harmoniert mit Benzoe Siam, Elemi, Cistrose, Koriandersamen, Moschuskörner, Muskatellersalbei, Myrte, Orange, Tolu, Zeder, Zirbelkiefer, Zypresse

Beschreibung: Ursprünglich stammen Zitronen wie alle anderen Zitrusarten aus China. Durch Seefahrts- und Handelsverbindungen kamen die beliebten Früchte der Sonne schon bald nach Europa. Heute liegen die wichtigen Anbaugebiete für biozertifizierte Zitronen in Süditalien. Der Duft des ätherischen Zitronenöls ist freundlich, heiter und hell. Er lässt sich mit vielen anderen Düften gut kombinieren. Die beliebte, lebhafte, fruchtige Kopfnote mit flüchtigem Charakter kann auch als „Luftikus" unter den Pflanzendüften bezeichnet werden. Sowohl für ein spritziges Eau de Cologne als auch für blumige Duftkreationen ist Zitrone der passende Duft. In schweren basisbetonten Duftkompositionen ist sie ein interessanter „Lichtpunkt". In meinen Parfummischungen verwende ich gern das kostbare Öl der japanischen Yuzu Zitrone (Citrus medicus junos). Dieser Duft ist erfrischend, mit fein-herber und bitterer Note.

Psychische Wirkung: Zitronenduft bringt Schwung in unser Leben. Er steigert geistige Aktivität und nachweislich Konzentrationsfähigkeit.

Zypresse

Cupressus sempervirens
Cupressaceae, Familie der Zypressengewächse

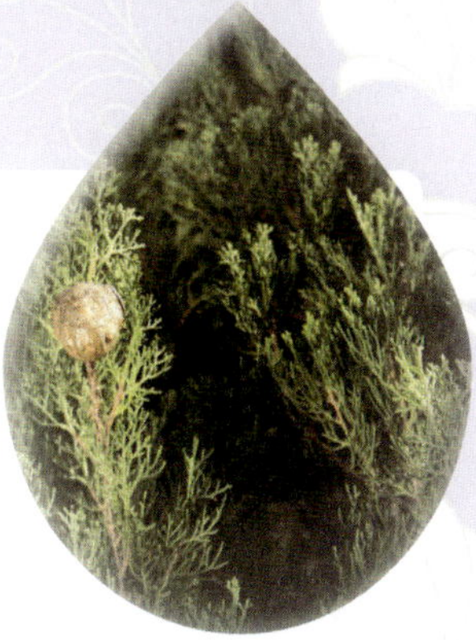

Herkunft: Frankreich, Italien, Spanien
Gewinnung: Wasserdampfdestillation der Zweige

Note: Herznote ❤ ➠ Fixativ
Preis für 5 ml: ca. 7,-€
Höchstmenge: 2–4 Tropfen in 10 ml Parfum
Farbe/Konsistenz: klar bis hellgelb, dünnflüssig
Duftprofil: warm, würzig, holzig, harzig, rauchig, herb, würdevoll, ernst, feurig
Harmoniert mit Bergamotte, Cistrose, Elemi, Lavendel, Muskatellersalbei, Myrte, Orange, Zitrone, Zirbelkiefer

Beschreibung: Die echte Zypresse, auch Mittelmeer-Zypresse genannt, prägt das typische Bild der toskanischen Landschaft. Ihr aufrechter Wuchs wirkt stattlich und furchtlos. Die Nadelbäume können sehr alt werden. So unerschütterlich wie ihr äußeres Erscheinungsbild ist, so wird auch ihr Duft empfunden. Er hat etwas Würdevolles, Ernstes, mit männlichem Charakter. Zypresse eignet sich gut für erfrischende Herrendüfte und Aftershaves. Besonders interessant sind die rauchigen Nuancen, die den Duft von verbranntem Holz und Harz vermitteln. In einer Parfumkreation schafft Zypressenöl eine solide, feste Basis für flüchtigere Herz- und Kopfnoten und bringt Feuer und Wärme in die Komposition. Zypresse ist ein gutes Fixativ.

Psychische Wirkung: So rau und herb der Zypressenduft auch erscheinen mag, so ist er doch mit Wärme und Herzlichkeit ausgestattet und vermittelt Ruhe und Ausgeglichenheit. Der Duft vermag Feuer und Lebenswille in uns zu entfachen und sorgt gleichzeitig für konzentriertes Denken, innere Ordnung und Struktur.

19

Naturparfums für Sie & Ihn

In diesem Kapitel finden Sie eine Auswahl an erprobten Naturparfums. Anhand dieser Rezepturen ist es Ihnen schnell möglich, ein Parfum Ihrer Wahl zu mischen.
Die Rezepturen können auch als Anregung und Inspiration dienen, Naturparfums selbst zu komponieren und ein Gefühl für die Kunst des Mischens mit ätherischen Ölen zu bekommen.
Vertrauen Sie auf das Grundgerüst von Kopf-, Herz- und Basisnote und beginnen Sie innerhalb dieser Struktur Einzeldüfte auszutauschen. Lassen Sie Ihrer Phantasie freien Lauf und folgen Sie Ihrem eigenen Empfinden.

Für das Komponieren eines Duftes benötigt man etwas Zeit und Freude am Experimentieren. Wählen Sie hierfür eine ruhige Umgebung, in der Sie sich mit Muse diesem kreativen Handwerk widmen können, vielleicht sogar mit Ihrer Lieblingsmusik.

Alle wichtigen Informationen über das Ansetzen einer Duftmischung finden Sie im Kapitel „Ein Naturparfum selbst komponieren" ab Seite 47.

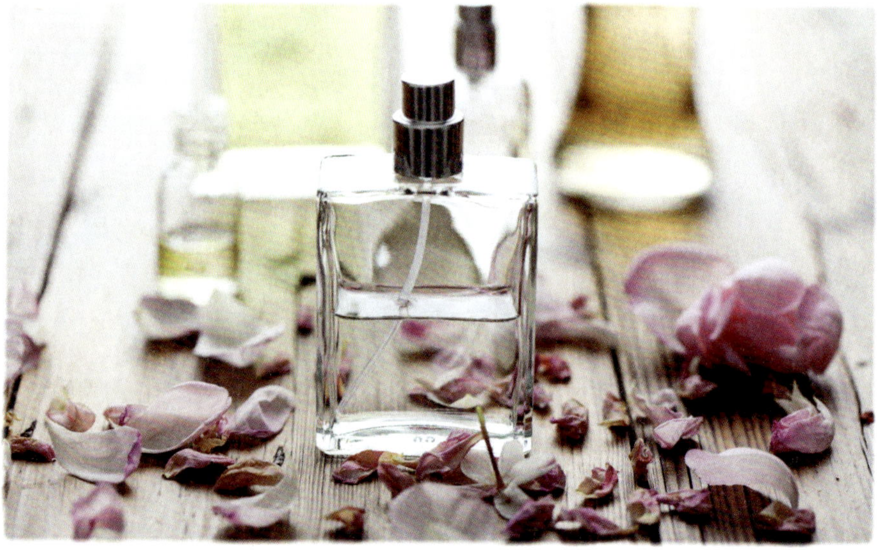

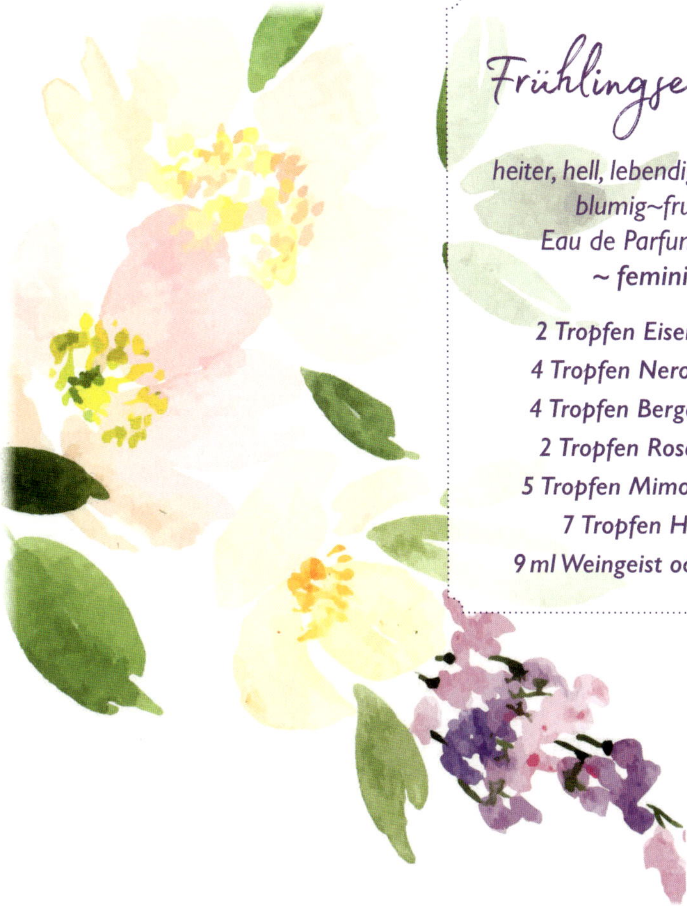

Frühlingserwachen

heiter, hell, lebendig, romantisch
blumig~fruchtig
Eau de Parfum 10%ig
~ feminin ~

2 Tropfen Eisenkraut ▲
4 Tropfen Neroli 10% ▲
4 Tropfen Bergamotte ▲
2 Tropfen Rosa Alba ❤
5 Tropfen Mimose 15% ❤
7 Tropfen Honig ■
9 ml Weingeist oder Jojobaöl

Diese Parfumkomposition ist wie ein heller Sonnenstrahl am Frühlingsmorgen. „Frühlingserwachen“ zaubert uns ein Lächeln ins Gesicht und strahlt Sanftmut und Heiterkeit aus. Mimosenblüten sind wie tausende kleine Sonnenanbeterinnen, die mit ihrem samtig-warmen Duft den Frühlingsanfang verkünden. In Kombination mit Honig wirkt Mimose noch sanfter. Die Mitte bildet ein Hauch von elegantem Rosenduft, z.B. von Rosa Alba. Die Kopfnoten sind zitrusartige Düfte und verströmen Esprit und Leichtigkeit. Die Mischung der ätherischen Öle in 9 ml Weingeist oder Jojobaöl geben.

Orchidee

berauschend, exotisch, sinnlich
blumig~würzig
Eau de Parfum 12 %ig
~ feminin ~

2 Tropfen Litsea ▲
2 Tropfen Osmanthus Absolue 5 % ❤
4 Tropfen Jasmin 4 % ❤
1 Tropfen Patchouli ■
3 Tropfen Tolu ■
3 Tropfen Vanille ■
4 ml Weingeist oder Basisöl

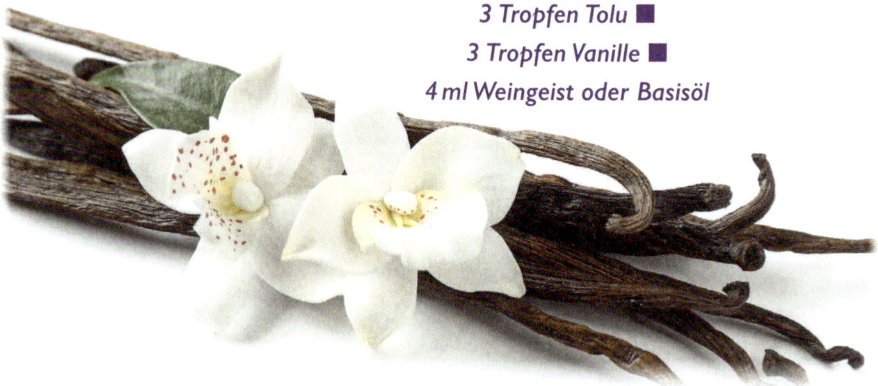

Die edle Duftkomposition „Orchidee" vereint berauschende Blütendüfte mit würzigen, balsamischen Noten in der Basis. Der süße und narkotisierende Nektar der Jasminblüten versetzt unsere Sinne in einen Rauschzustand und lässt die Üppigkeit und allumfangende Schwere des Duftes hautnah erleben. In Verbindung mit dem lebendigen Duftcharakter der Osmanthusblüte wird die Schwere der Jasminessenz etwas leichter erscheinen. Während Litsea einen hell strahlenden Duftakzent in die Parfumkreation setzt, fixieren in der Basis der sinnliche, rauchig-tiefe Duft von Patchouli und das levkojeartige Aroma des Tolubalsams. Die Mischung der ätherischen Öle in 4 ml Weingeist oder Basisöl geben.

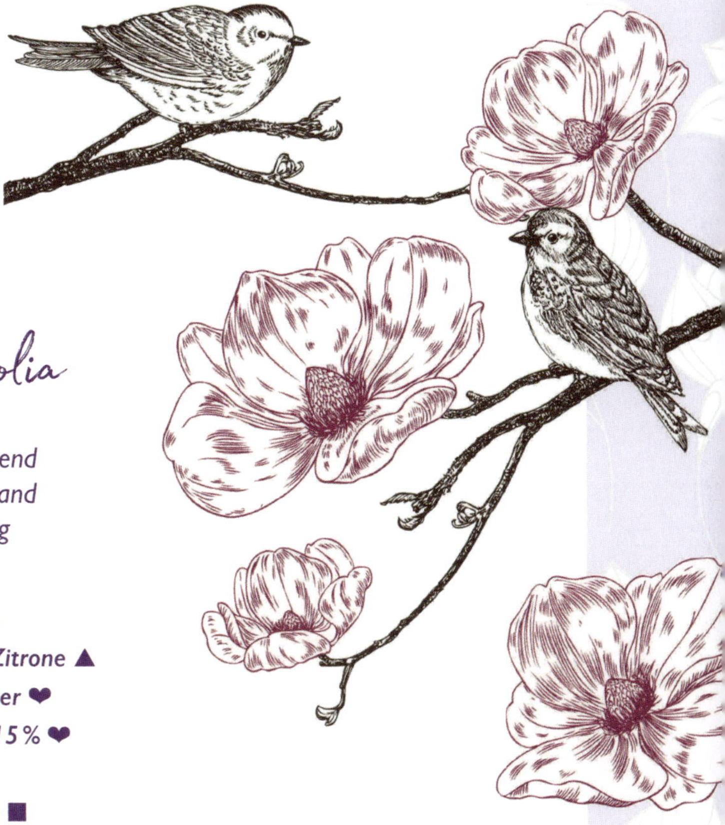

White Magnolia

weich, romantisch, betörend
blumig~fruchtig~gourmand
Eau de Parfum 12 %ig
~ feminin ~

3 Tropfen Orange ▲
3 Tropfen Yuzu Zitrone oder Zitrone ▲
3 Tropfen Magnolienblätter ❤
3 Tropfen Magnolienblüte 15 % ❤
1 Tropfen Honig ■
3 Tropfen Benzoe Siam ■
4–5 ml Weingeist oder Basisöl

Offenherzig und betörend lädt uns „White Magnolia“ in die Welt der Träume ein. Magnolienduft ist exotisch und extravagant zugleich. Der Angeruch wird geprägt von Zitrusdüften. Die Wahl des japanischen Yuzu Zitronenöls verfeinert die Duftmischung. Die blumigen, herzbetonten Duftnuancen der Magnolie sind angenehm warm und strahlen in Verbindung mit den Kopfnoten Lebensfreude aus. Als Basis sind süße, einhüllende Düfte gewählt, die den lieblichen Grundcharakter des Parfums unterstreichen. Die Mischung der ätherischen Öle in 4–5 ml Weingeist oder Basisöl geben.

Yasmina

sinnlich, berauschend, elegant
blumig~holzig
Eau de Parfum 12 %ig
~ feminin ~

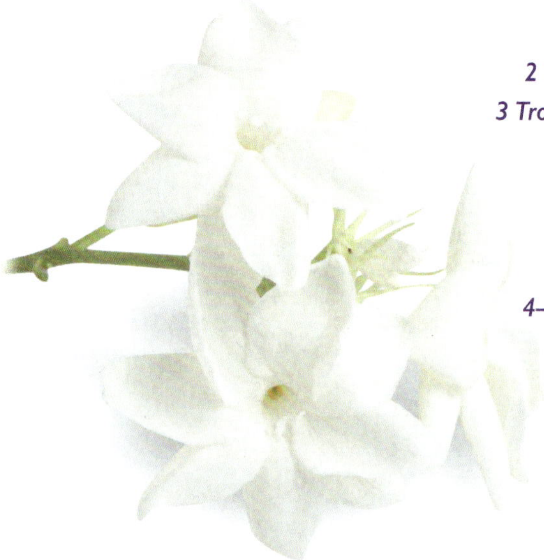

2 Tropfen Neroli 10 % ▲
2 Tropfen Rose türkisch 10 % ❤
3 Tropfen Jasmin 4 % oder Absolue ❤
1 Tropfen Nelkenknospe ❤
1 Tropfen Sandelholz ❤ ⇩
2 Tropfen Zeder ■
1 Tropfen Tolu ■
4–5 ml Weingeist oder Mandelöl

„Yasmina“ ist ein sehr sinnliches Naturparfum mit dem typischen betörenden Duft der Jasminblüte. Mit ihrer narkotischen Süße erinnert sie uns an den Orient und die Märchen von Tausendundeine Nacht. In den Basisnoten dieser Komposition finden wir holzige, samtig-balsamische Töne von Zeder und Tolubalsam. Der Duft des Nelkenknospenöls verbindet sich wunderbar mit Jasminduft und unterstreicht mit seiner würzigen Wärme den orientalischen Charakter des Parfums. Um die Komposition zu vollenden, habe ich dieser Mischung noch ein Quäntchen Rose hinzugefügt. Als Kopfnote dient der bittersüße Duft der Neroliblüte. Die Mischung der ätherischen Öle in 4–5 ml Weingeist oder Mandelöl geben.

Osmanthus kiss

phantasievoll, inspirierend, sinnlich, strahlend
blumig~fruchtig~gourmand
Eau de Parfum 12%ig
~ feminin ~

3 Tropfen Mandarine rot ▲
2 Tropfen Neroli 10% ▲
5 Tropfen Osmanthus Absolue 5% ❤
3 Tropfen Benzoe Siam ■
4 ml Weingeist

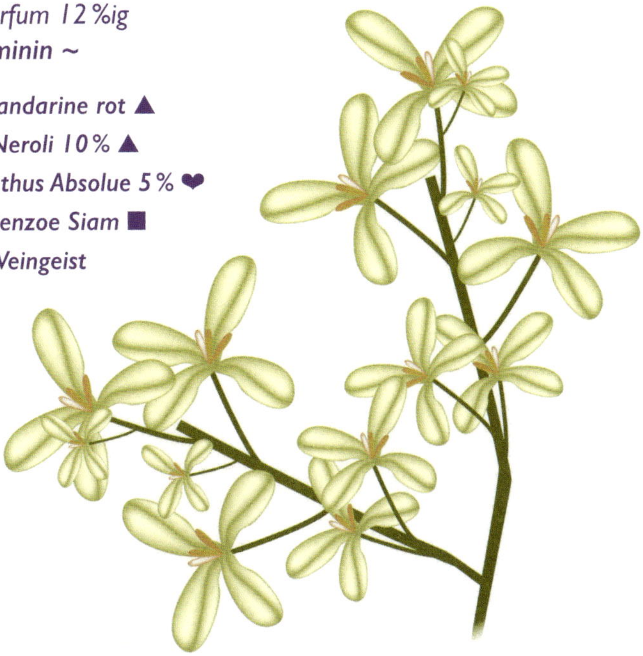

„Osmanthus Kiss" wirkt wie ein weißes Blütenmeer von exotischer Schönheit. Der Duft der Osmanthusblüte ist fruchtig, blumig und süß. Lebhaftigkeit und Sinnlichkeit sind in ihm harmonisch vereint. In Verbindung mit dem süßen, milden Aroma von Mandarinenessenz und Neroli wird strahlende, positive Energie freigesetzt. Abgerundet und fixiert wird das Parfum mit den zimtig-balsamischen Nuancen des Benzoe Siam Harzes. Die Mischung der ätherischen Öle in 4 ml Weingeist geben.

Rosenzauber

elegant, sinnlich, verträumt, blumig
blumig~holzig~moschus
Eau de Parfum 10%ig
~ feminin ~

3 Tropfen Orange ▲
3 Tropfen Bergamotte ▲
5 Tropfen Rose türkisch 10% ❤
2 Tropfen Rosengeranie ❤
3 Tropfen Rosenholz ❤ ⇩
2 Tropfen Honig ■
3 Tropfen Benzoe Siam ■
2 Tropfen Moschuskörner 15% ■
9 ml Weingeist oder Mandelöl

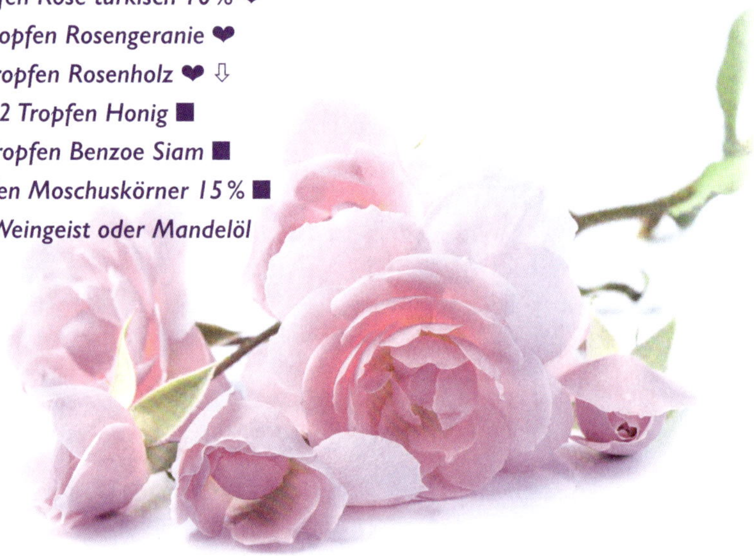

„Rosenzauber" ist eine zauberhafte Parfumkreation für Rosenduftliebhaber. Diese romantisch-verträumte Mischung ist besonders für Frauen geeignet, die blumige Kompositionen lieben. Orange als Kopfnote bildet eine wunderbar weiche Einheit mit dem Rosenduft. Die Basisnoten untermalen die Kreation harmonisch mit balsamischem Charakter. Die Mischung kann gut mit zwei Tropfen Sandelholz erweitert werden. Sandelholz ist ein gutes Fixativ und verleiht der blumigen Komposition eine gewisse Eleganz. Die Mischung der ätherischen Öle in 9 ml Weingeist oder Mandelöl geben.

Sommerabend

exotisch, warm, sinnlich, würzig
blumig~würzig
Eau de Parfum 10 %ig
~ feminin ~

1 Tropfen Koriandersamen ▲
2 Tropfen Neroli 10 % ▲
1 Tropfen Bergamotte ▲
2 Tropfen Orange ▲
6 Tropfen Ylang Ylang ❤
1 Tropfen Nelkenknospe ❤
3 Tropfen Tolu ■
3 Tropfen Moschuskörner 15 % ■
4 Tropfen Vanille ■
9 ml Weingeist oder Mandelöl

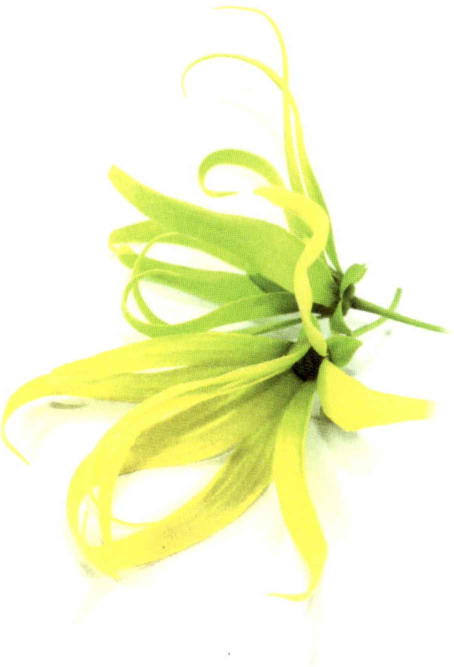

Wer sinnliche, üppige Blütendüfte liebt, überschwänglich und berauschend, der sollte sich an das Naturparfum „Sommerabend“ heranwagen. Die würzige, balsamische Basis der Komposition wird durch die warmen Duftnoten von Vanille und Tolu erreicht. Ein Feuerwerk der Emotionen entfacht die Herznote Ylang Ylang. (Alternativ: statt 6 Tropfen Ylang nur 5 Tropfen Ylang und 1 Tropfen Tuberose). Beide Essenzen stecken voller Temperament und Lust auf das Leben und die Liebe. Als fruchtige Kopfnoten finden Sie Orange, Neroli und Bergamotte oder Mandarine. Die Mischung der ätherischen Öle in 9 ml Weingeist oder Mandelöl geben.

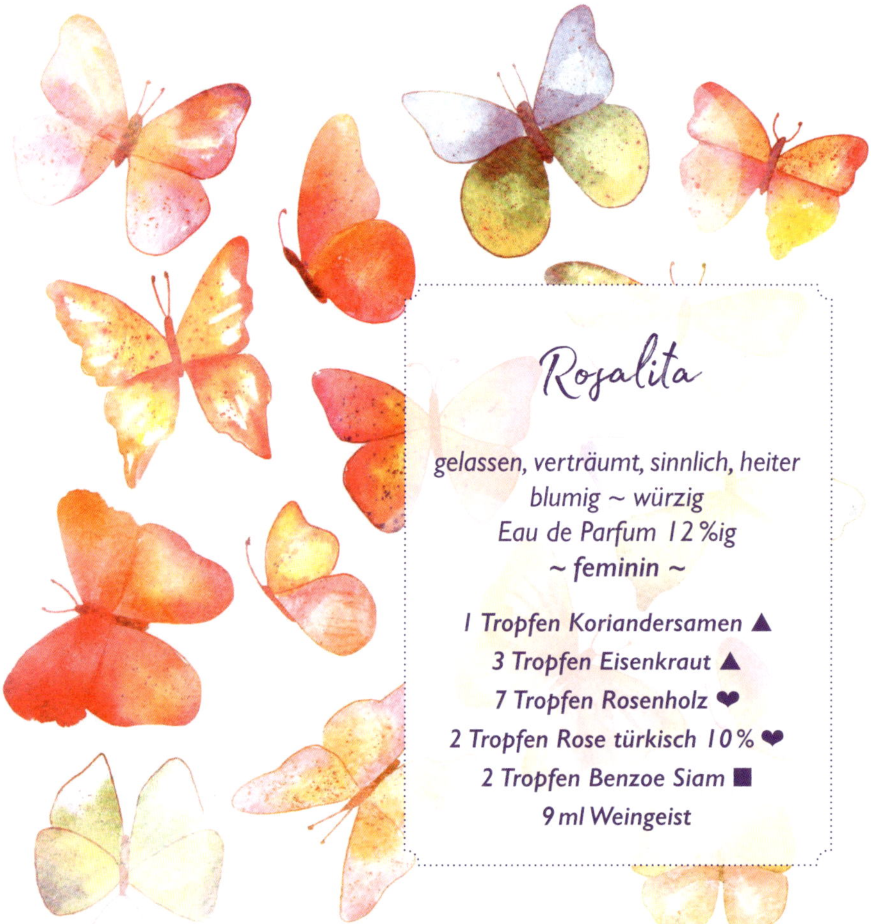

Rosalita

gelassen, verträumt, sinnlich, heiter
blumig ~ würzig
Eau de Parfum 12 %ig
~ feminin ~

1 Tropfen Koriandersamen ▲
3 Tropfen Eisenkraut ▲
7 Tropfen Rosenholz ❤
2 Tropfen Rose türkisch 10 % ❤
2 Tropfen Benzoe Siam ■
9 ml Weingeist

„Rosalita“, ein Parfum für diejenigen, die sich gern in ihren Träumen verlieren. Der sinnliche, weiche Duft von Rosenholz löst Gefühle von zärtlicher Hingabe aus. In Kombination mit Rosenöl entpuppt sich Rosenholz wie ein wunderschöner Schmetterling. Die zitronigen, hell schimmernden Duftnoten von Eisenkraut schenken der Kreation etwas Jugendliches. Koriandersamenöl bringt Feuer und Leben in die Komposition. Die Mischung der ätherischen Öle in 9 ml Weingeist geben.

Fauns Voice

warm, waldig, erdend, sinnlich,
einhüllend
holzig~würzig~moschus
(Tendenz chypre)
Eau de Parfum 10%ig
~ maskulin ~

2 Tropfen Eisenkraut ▲
1 Tropfen Lavendel extra ❤
2 Tropfen Patchouli ■
4 Tropfen Benzoe Siam ■
3 Tropfen Tonkabohne ■
3 Tropfen Vetiver ■
3 Tropfen Zeder ■
3 Tropfen Moschuskörner 15% ■
9 ml Weingeist

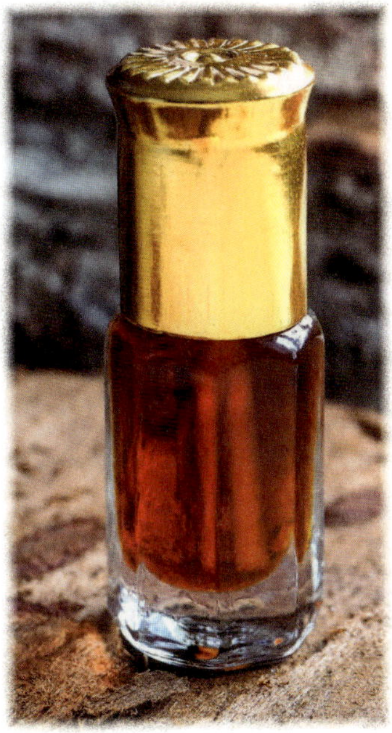

„Fauns Voice", ein holziges, erdiges Dufterlebnis voller Wärme, in dem die Basisnoten dominieren. Zusätzlich kann noch Sandelholz der Duftkreation zugefügt werden. Der Duft der Moschuskörneressenz verleiht der Rezeptur etwas Anziehendes und Animalisches. Als Gegenpol zu allen kräftigen Basisnoten mit tiefer Schwingung wird für diese Rezeptur Eisenkraut ausgewählt. Mit seinem klaren, alles durchstrahlenden Duftcharakter steht es im Kontrast zu allen Basisnoten und bringt Lebendigkeit in diese Komposition. Die Mitte bildet ein Tropfen des kostbaren ätherischen Öls Lavendel extra, das sich für maskuline Kompositionen besonders gut eignet. Die Mischung der ätherischen Öle in 9 ml Weingeist geben.

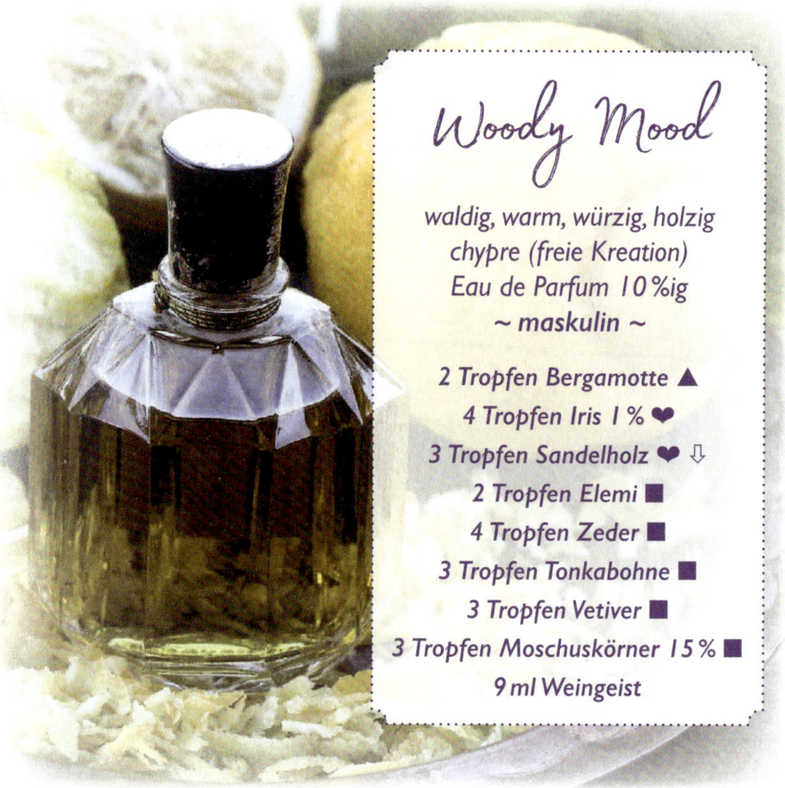

Woody Mood

waldig, warm, würzig, holzig
chypre (freie Kreation)
Eau de Parfum 10 %ig
~ maskulin ~

2 Tropfen Bergamotte ▲
4 Tropfen Iris 1 % ❤
3 Tropfen Sandelholz ❤ ⇩
2 Tropfen Elemi ■
4 Tropfen Zeder ■
3 Tropfen Tonkabohne ■
3 Tropfen Vetiver ■
3 Tropfen Moschuskörner 15 % ■
9 ml Weingeist

„Woody Mood" ist ein sehr erdendes Parfum, das im wahrsten Sinne des Wortes „verwurzelt" und dem Träger Kraft und Männlichkeit vermittelt. Die Komposition basiert auf dem Duft der edlen Hölzer wie Zedern- und Sandelholz, dem zitronig-harzigen Duft von Elemi, gefolgt vom erdenden Vetiverduft und der fixierenden Kraft von Moschuskörner. Der Duftkomplex der Basisnoten steht im Kontrast zur frischen, strahlenden Kopfnote der Bergamotte. Die Mitte bildet der feine Duft des ätherischen Öls der Iriswurzel. Insgesamt eine warme, sinnliche und tief schwingende Duftkreation für ein männlich betontes Dufterlebnis. Die Mischung der ätherischen Öle in 9 ml Weingeist geben.

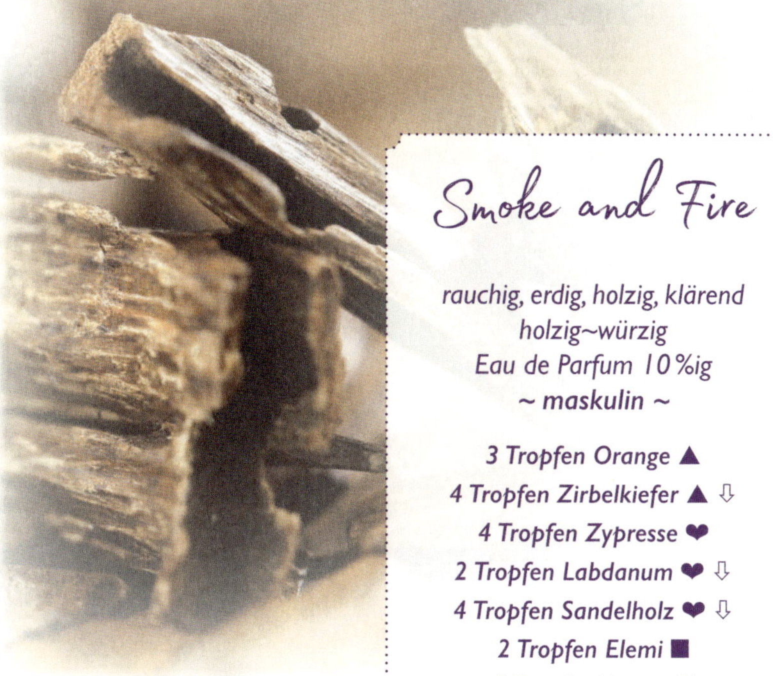

Smoke and Fire

rauchig, erdig, holzig, klärend
holzig~würzig
Eau de Parfum 10%ig
~ maskulin ~

3 Tropfen Orange ▲
4 Tropfen Zirbelkiefer ▲ ⇩
4 Tropfen Zypresse ❤
2 Tropfen Labdanum ❤ ⇩
4 Tropfen Sandelholz ❤ ⇩
2 Tropfen Elemi ■
3 Tropfen Vetiver ■
9 ml Weingeist

„Smoke and Fire" ist eine aufregende Duftkreation, die ihrem Träger Kraft und Ausdauer vermittelt. Die holzigen, rauchigen Duftkomponenten in der Basis werden ergänzt durch den warmen, energiegeladenen Duft von Labdanumöl (siehe Cistrose Seite 67). Gering dosiert hat dieser einen deutlich warmen, tiefen Charakter von ambraartigen Nuancen mit sinnlicher Wirkung. Die Mischung der ätherischen Öle in 9 ml Weingeist geben. Bei Bedarf können Sie noch 1–2 ml Zirbelkieferwasser hinzufügen.

Kölnisch Wasser

spritzig, klar, stimmungsaufhellend
zitrus~aromatisch
Eau de Cologne 4–5 %ig
~ unisex ~

5 Tropfen Zitrone ▲
5 Tropfen Bergamotte ▲
4 Tropfen Rosmarin ▲
3 Tropfen Neroli 10 % ▲
1 Tropfen Douglasie ▲ ⇩
5 Tropfen Lavendel fein ❤
2 Tropfen Rose türkisch ❤
9 ml Weingeist und 10 ml Neroliwasser

Ein Klassiker unter den Düften ist „Kölnisch Wasser". Das leichte Duftwasser wirkt durch die vielen Kopfnoten erfrischend und belebend. Rosmarin klärt den Geist, Neroli sorgt für heitere Stimmung und Rose umschmeichelt das Herz. Die Rezeptur enthält keine Basisnoten und ergibt 20 Milliliter. Geben Sie die Mischung der ätherischen Öle in 9 ml Weingeist und 10 ml Neroliwasser oder destilliertes Wasser. Eine größere Menge „Kölnisch Wasser" entsteht ganz einfach durch die Verdoppelung der Zutaten. Besprühte Hautpartien einige Stunden vor UV-Strahlung schützen (siehe Seite 62).

Desert Wind

schwer, warm, würzig, orientalisch
orientalisch ~ würzig
Eau de Parfum 12 %ig
~ unisex ~

2 Tropfen Orange ▲
1 Tropfen Rose persisch 10 % ❤
1 Tropfen Sandelholz ❤ ⇩
1 Tropfen Narde ❤ ⇩
2 Tropfen Weihrauch ■
2 Tropfen Myrrhe ■
3 Tropfen Benzoe Siam ■
(optional: 1 Tropfen Safran Attar ❤ ⇩)
4 ml Weingeist oder Mandelöl

„Desert Wind" ist eine Einladung auf eine Reise in den Orient. Die kostbaren Düfte des Morgenlandes werden zu einer sinnlich duftenden, orientalischen Komposition vereint. In der Basis der Parfumkreation finden wir den würdevollen Weihrauch mit seiner kräftigen, balsamischen Ausstrahlung. Myrrhe und Narde gesellen sich zum Weihrauch und bilden einen sehr feierlichen Duftakkord mit viel Körper und Charakter. Benzoe Siam dient als weiche Basisnote mit zimtig-würzigen Tönen und nimmt dem Duft die Strenge. Safran Attar ist eine Duftmischung aus Safran in Co-Destillation mit Sandelholz. Es ist etwas schwierig im Handel zu erhalten, aber es lohnt sich in jedem Fall, diese fein herbe Duftmischung im Repertoire zu haben. Die Herznote bildet einen Hauch von Rose. Sie unterstreicht den orientalischen Charakter der Mischung und gibt ihr eine sinnliche Note. Der sonnige, warme, zitrusartige Duft der Orange ist ein geeigneter Gegenspieler zu den schweren Duftnoten in der Basis. Durch Ergänzung der Rezeptur mit einem Tropfen Nanaminze erhält das Parfum eine überraschend frische zusätzliche Kopfnote. Die Mischung der ätherischen Öle in 4 ml Weingeist oder Mandelöl geben.

The Alchemist

pudrig, warm, einhüllend, veilchenartig,
strahlend, geheimnisvoll
holzig~moschus~blumig
Eau de Parfum 12 %ig
~ unisex ~

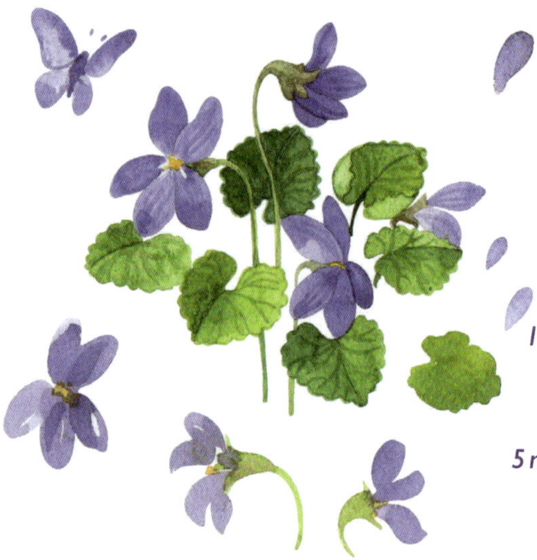

1 Tropfen Neroli 10 %▲
2 Tropfen Orange ▲
3 Tropfen Iris 1 % ❤
1 Tropfen Sandelholz ❤ ⇩
2 Tropfen Tonkabohne ■
2 Tropfen Vanille ■
1 Tropfen Moschuskörner 15 % ■
1 Tropfen Vetiver ■
2 Tropfen Benzoe Siam ■
5 ml Weingeist oder Aprikosenkernöl

„The Alchemist“ ist eine besonders kostbare Duftmischung mit veilchenartigem Grundcharakter und pudrig-einhüllendem Flair. Wer das Besondere liebt, dem möchte ich diese Duftmischung empfehlen. Die Basisnoten bestehen aus einer Mischung aus holzigen und balsamischen Aromen, die in Kombination mit Iris als Herznote einen ausdrucksstarken Duftakkord bilden. Die Kopfnote wird geprägt von Neroli und Orange, um der Parfumkreation Spritzigkeit und Strahlkraft zu verleihen. Eine Duftkombination, die unsere Intuition weckt und den Geist inspiriert. Die Mischung der ätherischen Öle in 5 ml Weingeist oder Aprikosenkernöl geben.

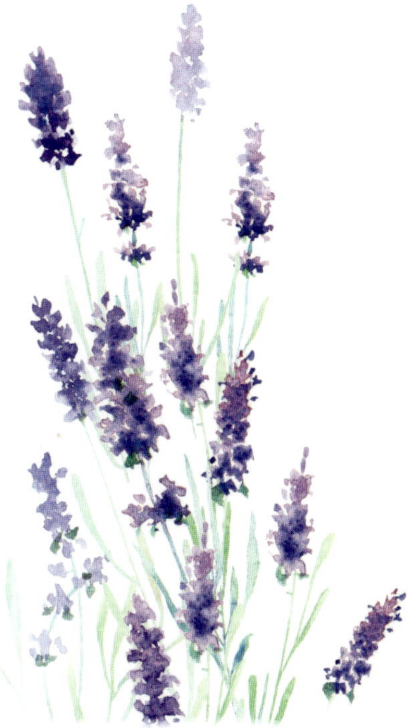

Blue Invitation

entspannend, beruhigend,
stimmungsaufhellend, mediterran
aromatisch~fruchtig
Eau de Parfum 10 %ig
~ unisex ~

7 Tropfen Orange ▲
3 Tropfen Neroli 10 % ❤
10 Tropfen Lavendel fein ❤
5 Tropfen Immortelle ❤ ⇩
9 ml Weingeist oder Basisöl

„Blue Invitation“, eine Duftkreation zum Träumen und Entspannen, die heitere Gelassenheit ausstrahlt und uns mit ihrer aufbauenden Energie und inneren Wärme nährt. Tauchen Sie ein in eine heitere Atmosphäre des Lichts und spüren Sie die Tiefe und balsamische Wärme, die dieser Komposition zu Grunde liegt. Der bittersüße Duft von Neroli verströmt einen lebendigen, fein blumigen Akzent, der in Verbindung mit dem fruchtigen, warmen Aroma der Orange eine Liaison eingeht. Als Herznote agiert würzig-krautiger Lavendel, die Basis wird geschaffen durch Immortellenessenz. In ihr steckt die flirrende mediterrane Mittagshitze, denn sie ist ein Kind der Sonne. Die Mischung der ätherischen Öle in 9 ml Weingeist oder Basisöl geben.

Positano

fruchtig, heiter, lebendig, warm
aromatisch~fruchtig
Eau de Parfum 10 %ig
~ unisex ~

6 Tropfen Bergamotte ▲
3 Tropfen Neroli 10 % ▲
5 Tropfen Myrte ▲ ⇩
6 Tropfen Lavendel fein ❤
3 Tropfen Immortelle ❤ ⇩
2 Tropfen Cistrose ❤ ⇩
9 ml Weingeist

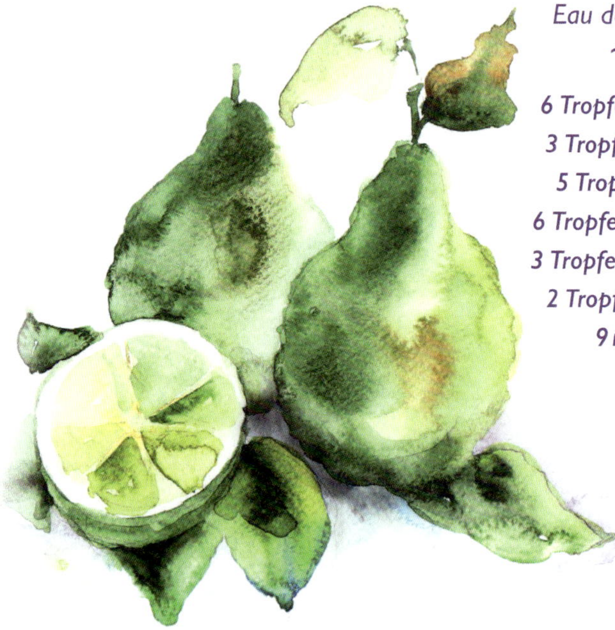

„Positano" ist wie eine Reise nach Süditalien. Der mediterrane Charakter dieser Kreation macht Lust auf Urlaub und hat stimmungsaufhellende Eigenschaften. Die frisch-würzige Kopfnote hat einen zitrusartigen Duftcharakter. Das Herzstück im Duftbouquet bildet Myrte und Lavendel. Typische Mittelmeerpflanzen mit warmen, balsamischen Tönen und Tendenz zur Basisnote runden die Mischung ab. Aufgrund des Bergamotteöl-Anteils besprühte Hautpartien einige Stunden vor UV-Strahlung schützen (siehe Seite 62). Die Mischung der ätherischen Öle in 9 ml Weingeist geben.

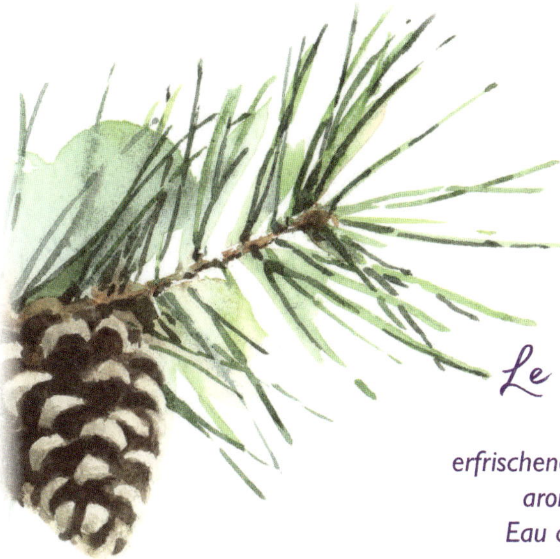

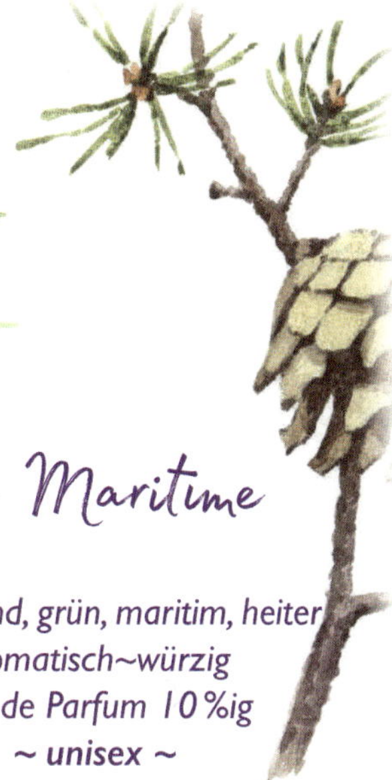

Le Maritime

erfrischend, grün, maritim, heiter
aromatisch~würzig
Eau de Parfum 10 %ig
~ unisex ~

4 Tropfen Rosmarin ▲
5 Tropfen Zitrone ▲
6 Tropfen Meer- oder Zirbelkiefer ▲ ⇩
5 Tropfen Myrte ▲ ⇩
3 Tropfen Lavendel fein ❤
2 Tropfen Zypresse ❤
6 ml Weingeist und
3 ml Myrten- oder Hamameliswasser

„Le Maritime“, eine Parfumkomposition, die wie eine erfrischende Brise ein maritimes Lebensgefühl vermittelt. Als Kopfnote finden wir den spritzigen, energiegeladenen Duft von Zitrone, der sich gut mit dem klaren, grünen Duft von Myrte und dem krautig-würzigen Duft von Lavendel kombinieren lässt. Meerkieferöl oder alternativ Zirbelkieferöl duftet fein und klar. Die würzige Herznote von Zypressenöl ist ein gutes Fixativ. Die Mischung der ätherischen Öle in 3 ml Myrten- oder Hamamelishydrolat geben und mit 6 ml Weingeist auffüllen.

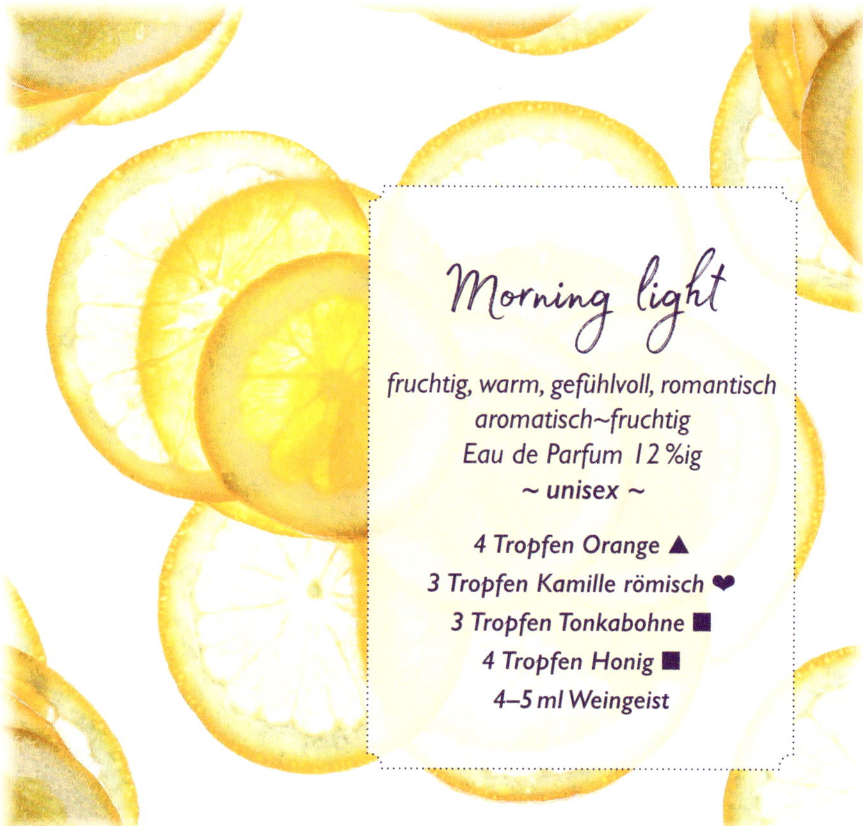

Morning light

fruchtig, warm, gefühlvoll, romantisch
aromatisch~fruchtig
Eau de Parfum 12 %ig
~ unisex ~

4 Tropfen Orange ▲
3 Tropfen Kamille römisch ❤
3 Tropfen Tonkabohne ■
4 Tropfen Honig ■
4–5 ml Weingeist

Wie das erste Morgenlicht, das ins Zimmer fällt und den jungen Tag verkündend, voller Hoffnung und Lebenslust, weckt das Naturparfum „Morning light" in uns Gefühle der Freude und lässt die Leichtigkeit des Seins spüren. Der fruchtige, heitere Duft der „lachenden" Orange umarmt das krautige, süße Aroma der römischen Kamille und umschmeichelt unsere Sinne. Die einhüllende warme Basis wird geschaffen durch den karamellartigen Duft der Tonkabohne und das balsamisch-süße Aroma der Honigessenz. Die Mischung der ätherischen Öle in 4–5 ml Weingeist geben.

Purple Velvet

warm, einhüllend, pudrig, sinnlich
holzig~moschus~blumig
Eau de Parfum 12 %ig
~ unisex ~

2 Tropfen Orange ▲
5 Tropfen Iris 1 % ❤
3 Tropfen Sandelholz ❤ ⇩
2 Tropfen Vanille ■
1 Tropfen Patchouli ■
2 Tropfen Moschuskörner 15 % ■
4 ml Weingeist

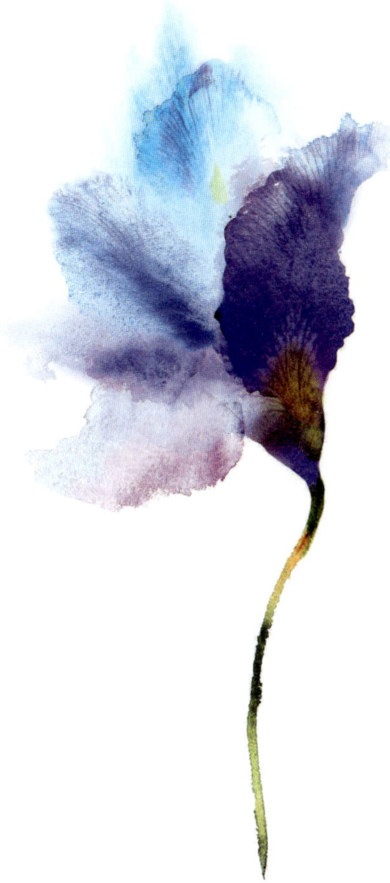

„Purple Velvet" umfängt mit samtiger Wärme und lässt uns eintauchen in eine Welt voller Sinnlichkeit. Diese Kreation ist in ihrer Basis getragen von holzigen, balsamischen Duftfacetten und trifft auf den unvergleichlichen, veilchenartigen, pudrig-einhüllenden Duft des kostbaren Irisöls. In Verbindung mit Moschuskörnerduft und Patchouli entwickelt sie sich zum Aphrodisiakum par excellence. Die Mischung der ätherischen Öle in 4 ml Weingeist geben.

140 ätherische Öle – auf einen Blick

Sofern keine näheren Informationen zu den einzelnen Ölen dieser Liste vorliegen, dosieren Sie ≤ 1%, das heißt 1–3 Tropfen eines Öls für 10 ml Parfum.

ⓘ Zu diesen Ölen finden Sie ausführliche Beschreibungen ab Seite 63
△ Diese Öle sehr sparsam verwenden

Ätherisches Öl	Botanischer Name		Duftprofil
Adlerholz ⓘ △	Aquilaria agallocha	■	erdig, holzig, rauchig
Aglaia △	Aglaia odorata	❤	fein, blumig
Algen Abs. △	Fucus vesiculosus	■	erdig, würzig
Amyris △	Amyris balsamifera	❤ ⇩	balsamisch, warm, holzig
Angelikawurzel △	Angelica archangelica	❤	erdig, krautig, aromatisch
Anissamen	Pimpinella anisum	▲	süß, war, weich
Basilikum △	Ocimum basilicum	▲	krautig, süß, frisch, grün
Bay △	Pimenta racemosa	▲	würzig, maskulin
Benzoe Siam ⓘ	Styrax tonkinensis	■	warm, süß, vanillig
Bergamotte ⓘ	Citrus bergamia	▲	frisch, spritzig, fruchtig
Bergamotteminze	Mentha x citrata	▲	frisch, zitronig
Bitterorange	Citrus aurantium	▲	frisch, fruchtig, süß-herb
Blutorange	Citrus sinensis	▲	fruchtig, frisch, warm
Cajeput	Melaleuca leucadendron var. cajeputi	▲	frisch, würzig
Cassia △	Cinnamomum tamala	❤	aromatisch, zimtartig

Ätherisches Öl	Botanischer Name		Duftprofil
Champaca	Magnolia champaca	❤	fein-blumig, exotisch
Cistrose ⓘ △	Cistus ladanifer	❤ ⇩	würzig-aromatisch, warm
Citronella	Cymbopogon nardus	▲	frisch, zitronig
Clementine	Citrus deliciosa	▲	fruchtig, spritzig-süß
Davana △	Artemisia pallens	❤	fruchtig-süß, warm
Dillkraut △	Anethum graveolens	▲	frisch, krautig, würzig
Douglasfichte ⓘ	Pseudotsuga menziesii	▲ ⇩	frisch, waldig, zitronig
Eichenmoos △	Evernia prunastri	■	erdig, waldig, rauchig
Eisenkraut ⓘ △	Aloysia citriodora	▲	frisch, hell, zitronig
Elemi ⓘ △	Canarium luzonicum	■	frisch, harzig, zitronig
Eukalyptus △	Eucalyptus radiata	▲	frisch, krautig
Fenchel	Foeniculum vulgare	▲ ⇩	herb-süß, anisartig, mild
Fichtennadel sibirisch	Picea obovata	▲ ⇩	frisch, waldig, grün
Frangipani	Plumeria acutifolia poir	❤	blumig, exotisch, süß
Galbanum △	Ferula galbaniflua	▲	harzig, warm, würzig
Gingergrass	Cymbopogon martinii var. sofia	▲	weich, warm
Ginster Abs. △	Spartium junceum	❤	blumig, honigartig
Grapefruit △	Citrus paradisi	▲	frisch, fruchtig, spritzig
Guajakholz △	Guaiacum sanctum	■	rosig, blumig, fruchtig
Ho-Blätter	Cinnamomum camphora	❤ ⇩	fein, weich

Ätherisches Öl	Botanischer Name		Duftprofil
Honig ⓘ	Apies	■	süß, warm, weich
Immortelle ⓘ △	Helichrysum italicum	❤ ⇩	balsamisch, warm, würzig
Ingwer	Zingiber officinale	▲ ⇩	sanft-warm, würzig
Iris ⓘ	Iris germanica	❤	pudrig, veilchenartig
Jasmin ⓘ △	Jasminum grandiflorum	❤	narkotisch, schwer, süß
Jasmin sambac Abs. △	Jasminum sambac	❤	betörend, süß
Johannisbeere △	Ribes nigrum	■	fruchtig, herb, süß
Johanniskraut △	Hypericum perforatum	❤	heuartig, warm
Kaffee CO_2 △	Coffea arabica	❤ ⇩	warm, würzig
Kakao	Theobroma cacao	❤ ⇩	vanillig, warm
Kamille blau	Chamomilla recutita	❤	krautig, warm
Kamille römisch ⓘ	Chamaemelum nobile	❤	krautig, warm, weich
Kardamon △	Elettaria cardamomum	❤ ⇩	aromatisch, warm, würzig
Karottensamen △	Daucus carota	■	aromatisch, erdig, warm
Kewra	Pandanus odoratissimus	❤	blumig, fruchtig
Kiefernnadel	Pinus sylvestris	▲ ⇩	frisch, harzig, maskulin
Koriandersamen ⓘ △	Coriandrum sativum	▲ ⇩	exotisch, warm, würzig
Kreuzkümmel △	Cuminum cyminum	▲ ⇩	anisartig, warm, würzig
Labdanum △	Cistus ladanifer	■	ambraartig, schwer, holzig
Latschenkiefer △	Pinus mugo	▲ ⇩	frisch, klar, waldig

Ätherisches Öl	Botanischer Name		Duftprofil
Lavendel extra ⓘ	Lavandula angustifolia	❤	blumig-krautig, frisch
Lärchennadeln △	Larix decidua	▲	harzig, holzig, würzig
Lavendel fein ⓘ	Lavandula angustifolia	❤	frisch, krautig, mild
Lavendelsalbei △	Salvia lavandulifolia	▲ ⇩	frisch, krautig
Lemongrass △	Cymbopogon flexuosus	▲	zitrusartig, frisch
Limette △	Citrus medica	▲	frisch, fruchtig, spritzig
Lindenblüten CO_2 △	Tilia cordata	❤	warm, süß
Linaloeholz	Bursera delpechiana	❤ ⇩	holzig, rosig, warm
Litsea ⓘ △	Litsea cubeba	▲	exotisch, fruchtig, zitronig
Lorbeerblätter △	Laurus nobilis	▲ ⇩	frisch, würzig
Lotus Abs. △	Nelumbo nucifera	❤	warm, würzig, exotisch
Magnolienblätter	Magnolia champaca	❤	fruchtig, grün
Magnolienblüte	Magnolia champaca	❤	betörend, blumig, süß
Weiße Magnolie ⓘ	Magnolia x alba	❤	betörend, blumig, süß
Mandarine rot ⓘ △	Citrus reticulata	▲	fruchtig, lieblich süß
Mandarine grün ⓘ △	Citrus reticulata	▲	fruchtig-herb, spritzig
Mastix △	Pistacia lentiscus	▲ ⇩	frisch, grün, würzig
Meerkiefer △	Pinus pinaster	▲ ⇩	frisch, holzig, waldig
Melisse ⓘ △	Melissa officinalis	❤	frisch, grün, zitronig
Mimose Abs. ⓘ	Acacia dealbata	❤	einhüllend, pudrig, süß

Ätherisches Öl	Botanischer Name		Duftprofil
Moschuskörner ⓘ △	Abelmoschus moschatus	■	animalisch, sinnlich
Muskatellersalbei ⓘ △	Salvia sclarea	▲ ⇩	ambraartig, harzig, würzig
Muskatnuss △	Myristica fragrans	▲ ⇩	exotisch, würzig-scharf
Myrrhe △	Commiphora molmol	■	balsamisch, bitter, süßlich
Myrte ⓘ △	Myrtus communis	▲ ⇩	frisch, grün, balsamisch
Nagar Motha △	Cyperus scariosus	■	erdig, balsamisch, würzig
Nanaminze △	Mentha spicata var. crispa „Nane“	▲	frisch, hell, weich
Narzisse Abs. △	Narcissus poeticus	❤	blumig, honigartig
Narde ⓘ △	Nardostachys jatamansi	❤ ⇩	balsamisch, erdig
Nelkenblätter △	Syzygium aromaticum	❤	warm, würzig
Nelkenknospe ⓘ △	Syzygium aromaticum	❤	exotisch, würzig, süß
Neroli ⓘ	Citrus aurantium subsp. amara	❤	bitter-süß, zart-blumig
Niauli △	Melaleuca viridiflora	▲	krautig, kampferartig
Opopanax △	Commiphora glabrescens	■	balsamisch, exotisch
Orange ⓘ	Citrus sinensis subsp. dulcis	▲	fruchtig, lebendig, süß
Osmanthus Abs. ⓘ △	Osmanthus fragrans	❤	blumig, fruchtig, hell
Palmarosa	Cymbopogon martinii var. motia	❤	blumig, rosenartig
Palo Santo △	Bursera graveolens	■	balsamisch, holzig, süßlich
Patchouli ⓘ △	Pogostemon cablin	■	balsamisch, sinnlich
Petit Grain △	Citrus aurantium subsp. amara	▲	frisch, herb

Ätherisches Öl	Botanischer Name		Duftprofil
Pfeffer schwarz △	Piper nigrum	▲ ⇩	warm, würzig
Pfefferminze △	Mentha piperita	▲	frisch, kühl, strahlend
Rhododendron △	Rhododendron anthopogon	❤ ⇩	exotisch, süßlich, herb
Riesentanne △	Abies grandis	▲ ⇩	frisch, waldig, zitronig
Rose ⓘ	Rosa damascena	❤	blumig, üppig, betörend
Rose Abs.	Rosa damascena	❤	blumig, üppig, betörend
Rosen Attar	Rosa damascena / Santalum album	❤ ⇩	rosig, schwer
Rosengeranie ⓘ	Pelargonium graveolens	❤	blumig, rosig, warm
Rosenholz ⓘ	Aniba rosaeodora	❤ ⇩	blumig, sinnlich, weich
Rosmarin ⓘ △	Rosmarinus off. C.t.Cineol	▲	aromatisch, frisch, krautig
Safran Attar △	Crocus sativus / Santalum album	❤ ⇩	herb, süß
Salbei △	Savia officinalis	▲	krautig, würzig
Salbei weiß △	Salvia apiana	▲	herb, krautig
Sandelholz ⓘ	Santalum album	❤ ⇩	sinnlich, samtig, warm
Schafgarbe △	Achillea millefolium	❤	krautig, warm
Spearmint △	Mentha spicata	▲	frisch, hell, grün
Speiklavendel △	Lavandula latifolia	❤	frisch, krautig
Styrax ⓘ △	Liquidamba orientalis	■	balsamisch, süß, warm
Tagetes △	Tagetes minuta	❤	fruchtig, süß, zitronig
Thymian Linalool	Thymus vulgaris C.t. Linalool	▲	mild, frisch, süß, zitronig

Ätherisches Öl	Botanischer Name		Duftprofil
Tolu ⓘ △	Myroxylon balsamum var. balsamum	■	balsamisch, sinnlich, süß
Tonkabohne ⓘ △	Dipteryx odorata	■	balsamisch, süß, warm
Tuberose Abs. ⓘ △	Polianthes tuberosa	❤	berauschend, süß, warm
Tulsi △	Ocimum sanctum	▲	aromatisch, frisch, grün
Vanille ⓘ	Vanilla planifolia	■	sanft, süß, weich
Veilchenblätter Abs. △	Viola odorata	❤	grün, voll
Vetiver ⓘ △	Vetiveria zizanoides	■	erdig, holzig, waldig
Wacholder △	Juniperus communis	▲	frisch, grün, waldig
Wacholderbeere △	Juniperus communis	▲	fruchtig, waldig
Weihrauch ⓘ △	Boswellia serrata	■	balsamisch, harzig, warm
Weißtanne △	Abies alba	▲ ⇩	frisch, waldig, grün
Ylang-Ylang ⓘ △	Cananga odorata	❤	blumig, exotisch, sinnlich
Yuzu Zitrone △	Citrus medicus junos	▲	frisch, herb, bitter
Ysop △	Hyssopus officinalis	▲	süß, würzig
Zeder (Atlas) ⓘ △	Cedrus atlantica	■	harzig, holzig, warm
Zeder (Himalaya) △	Cedrus deodara	■	harzig, holzig, süßlich
Zimtblätter △	Cinnamomum verum	❤	warm, herb, würzig
Zirbelkiefer ⓘ	Pinus cembra	▲ ⇩	harzig, holzig, würzig
Zitrone ⓘ	Citrus limon	▲	heiter, hell, fruchtig
Zypresse ⓘ △	Cupressus sempervirens	❤	harzig, holzig, warm

Anhang

Dank

Die letzten Zeilen meines Buches gehören all denen, die mir mit Rat und Tat bei der Entstehung dieses Buches zur Seite standen.
Ein großer Dank gilt Eva M. Diller, die mit viel Sorgfalt und Geduld das Manuskript durchsah und den Texten die nötige Struktur gab. Ein weiterer Dank geht an die Aromaexpertin Maria M. Kettenring für die hilfreichen Tipps.
Danken möchte ich meiner lieben Mutter, die mich in jeder Hinsicht unterstützt und nie an meinem Weg zweifelt, sondern mir immer wieder Mut macht, wenn ich ihn einmal verliere.
Den stillen Helfern, die mit mir beim Schreiben des Buches im Geiste verbunden waren, mir als Vorbild dienten und mir ideenreich zur Seite standen, gilt ein ganz besonderer Dank. Mögen wir uns gegenseitig weiter Inspiration sein!

Rohstoffe und Zubehör für die Parfumherstellung

Naturreine ätherische Öle, Pflanzenwässer, Trägeröle und unvergällten Alkohol erhalten Sie in Apotheken, Drogerien, Reformhäusern und Naturkostläden. Die meisten Herstellerfirmen von ätherischen Ölen betreiben einen sehr übersichtlichen Online-Shop, über den Sie als Endverbraucher problemlos bestellen können.

Maienfelser Naturkosmetik Manufaktur
www.maienfelser-naturkosmetik.de

Neumond
www.neumond.de

Oshadhi
www.oshadhi.de

Primavera Life
www.primaveralife.com

Ronald Reike
www.naturrohstoffe.de

Taoasis
www.taoasis.de

Wadi
www.etherischeoele.de

Farfalla, Schweiz
www.farfalla.eu

Feeling, Österreich
www.feeling.at

Tiroler Kräuterhof, Österreich
www.tiroler-kraeuterhof.com

Zubehör:

Rosa Heinz
Sprühfläschchen, Roll-Ons, Gefäße
www.rosa-heinz.de

Literaturverzeichnis

Buchmayr, R.; Deutsch, E.; Fink, M.: Aromapflege Handbuch, Grasel Verlag, Pflach 2013

Faure, P.: Magie der Düfte, Artemis, 1990

Fischer-Rizzi, S.: Duft und Psyche, Irisiana München 1998

Fischer-Rizzi, S.: Dufterlebnisse, Irisiana, München 1998

Fischer-Rizzi, S.: Himmlische Düfte, AT Verlag 2011

Fischer-Rizzi, S.: Poesie der Düfte, Joy Verlag, Sulzberg 1989

Hatt, H.: Niemand riecht so gut wie Du, Piper Taschenbuch, München 2009

Hatt, H.; Dee, R.: Das kleine Buch vom Riechen und Schmecken, Knaus Verlag, 2012

Herber, Sabrina: Aromatherapie in der häuslichen Pflege, Joy Verlag, Oy-Mittelberg 2017

Jaksch, N.: Was Sie schon immer über ätherische Öle wissen wollten, Primavera Life, Sulzberg 1998

Jellinek, P.: Die psychologischen Grundlagen der Parfümerie, Hüthig Buch Verlag, Heidelberg 1999

Kettenring, M. M.: Raumdüfte, Joy Verlag, Sulzberg1995

Kettenring, M. M.: Ätherische Öle, Irisiana, München 2013

Kettenring, M. M.: Hausapotheke Ätherische Öle, Joy Verlag, Oy-Mittelberg 2014

Miller, R. und I.: Das magische Parfum, Aurum Verlag, Braunschweig 1991

Naturparfumführer, Wollner F.: Eigenverlag, Kempten 1992

Ohlhoff, G.: Irdische Düfte, Himmlische Lust, Springer Basel AG, Basel 2013

Ohlhoff, G.: Riechstoffe und Geruchssinn, Springer Verlag, Berlin 1990

PRIMAVERA LIFE: Produktkatalog 2017/2018

Seybold, S. und weitere; Zander Handwörterbuch der Pflanzennamen 19. Auflage 2014, Ulmer Verlag, Stuttgart

Steflitsch, W.; Wolz, D.; Buchbauer, G.: Aromatherapie in Wissenschaft und Praxis, Stadelmann Verlag, Wiggensbach 2013

Stiens, R.; Schmidt, E.: Wohlreichende Düfte aus der Natur, Ludwig Verlag, München 1999

Rovesti, P. u. Fischer-Rizzi, S.: Auf der Suche nach den verlorenen Düften, Hugendubel, München 1995

Tisserand, R.B.: Das ist Aromatherapie, Freiburg 1993

Wabner, D.; Beier, C.: Aromatherapie, Urban & Fischer, München 2012

Werner, M.; Braunschweig, R. von: Praxis Aromatherapie, Haug Verlag, Stuttgart, 2016

Zimmermann, E.: Aromatherapie für Pflege- und Heilberufe, Haug Verlag, Stuttgart 2018

Zimmermann, E.: Aromatherapie, Die Heilkraft ätherischer Pflanzenöle, Irisiana Verlag, München 2012

Zeh, K.: Handbuch ätherische Öle, Joy Verlag, Oy-Mittelberg, 9. Auflage 2017

Bildnachweis:

Umschlag: Fotolia © kazakovmaksim; Rückseite: Fotolia: © li, m., re.
Inhalt: Fotolia ©: S. 2 l.+r.,3 r., 8, 11, 12, 17, 19, 23, 27, 30, 40 o., 41 o., 42, 57, 64, 65, 66, 68, 69, 71, 72, 73, 74, 76, 77, 80, 81, 83, 84, 87, 91, 92, 94, 96, 100, 102 , 104, 106, 107, 108, 109, 113, 114, 117, 118, 119, 120, 121, 122, 123, 124, 125, 126, 127, 129, 130, 131; Shutterstock ©: S.2 m.,3 l., 4, 14, 15, 20, 21, 22, 24, 26, 39, 40 u., 41 m.+u., 44, 46, 61, 78, 79, 88, 95, 103, 112, 116; Zoonar ©: S. 67 Adobe Stock ©: S. 105 istock ©: 115, 128; Creativ Commons CC BY 3.0: S. 75, 82 © Alberto Salguero Quiles, 85 Forest & Kim Starr, 86 © Nevchetana Kendra, 89 © Jan Rehschuh, 98 © Zeynel Cebeci, S. 90 © hto2008, 99 © Masa Sinreih, 101 © Swaminathan
Mit freundlicher Genehmigung:
© J. Awan: S. 3 m., 6, 143 © JOY Verlag M. M. Kettenring S.10, M. Reißler S. 97

Impressum

Die in diesem Buch enthaltenen Empfehlungen und Angaben sind von der Autorin mit größter Sorgfalt zusammengestellt und geprüft worden. Eine Garantie für die Richtigkeit der Angaben kann aber nicht gegeben werden. Autorin und Verlag übernehmen keine Haftung für Schäden und Unfälle. Bitte setzen Sie bei der Anwendung der in diesem Buch enthaltenen Empfehlungen Ihr persönliches Urteilsvermögen ein.
Der Verlag Eugen Ulmer ist nicht verantwortlich für die Inhalte der im Buch genannten Websites.

Anmerkung zur Schreibweise (Gendering): Gendergerechtigkeit und Inklusion sind bei uns gelebte Praxis – bei der Auswahl unserer Themen, bei der Recherchearbeit, in der Gestaltung. Unsere Texte meinen alle. Damit unsere Inhalte jedoch gut lesbar bleiben, verzichten wir in diesem Werk auf die jeweilige Mehrfachnennung oder Anpassung der Schreibweise bestimter Bezeichnungen an die weibliche, männliche oder diverse Form.

Bibliografische Information der Deutschen Nationalbibliothek
Die Deutsche Nationalbibliothek verzeichnet diese Publikation in der Deutschen Nationalbibliografie; detaillierte bibliografische Daten sind im Internet über http://dnb.d-nb.de abrufbar.

Wollgrasweg 41, 70599 Stuttgart (Hohenheim)
E-Mail: info@ulmer.de
Internet: www.ulmer.de
Lektorat: Eva M. Diller
Satz: Joy Verlag GmbH
Druck und Bindung: AZ Druck und Datentechnik GmbH, Kempten
Printed in Germany
ISBN 978-3-8186-2690-7

Josephine Awan

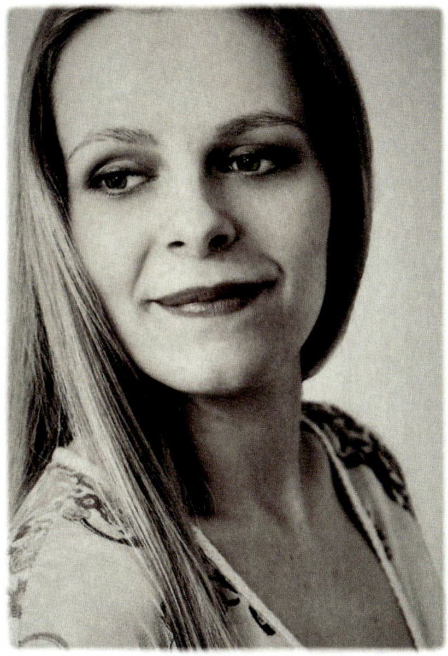

Leidenschaftliche Naturparfumeurin, Diplom-Kosmetikerin, Buchautorin und Inhaberin der Parfum-Manufaktur Wild Eden.

Für ihre eigenen Duftkreationen verwendet sie ausschließlich 100 % naturreine ätherische Öle.

Wild Eden
NATURAL PERFUME

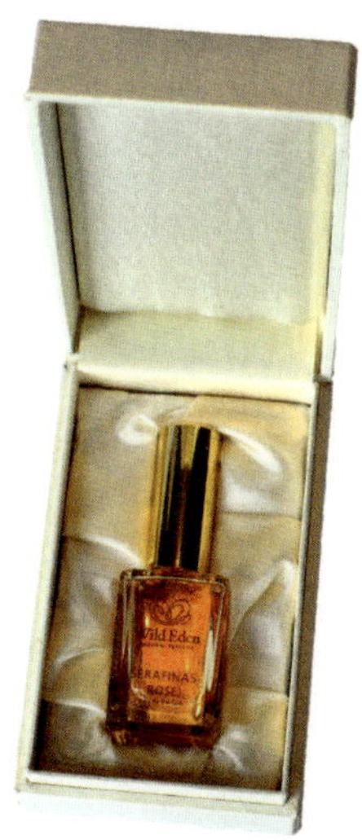

Wild Eden ist eine familienbetriebene Parfum Manufaktur in Lichtenau. Hier steht die Kunst der traditionellen Parfumherstellung im Vordergrund. In liebevoller, sorgfältiger Handarbeit wird jedes Naturparfum abgefüllt.

www.wildeden.de

HIER KÖNNEN SIE WEITERLESEN

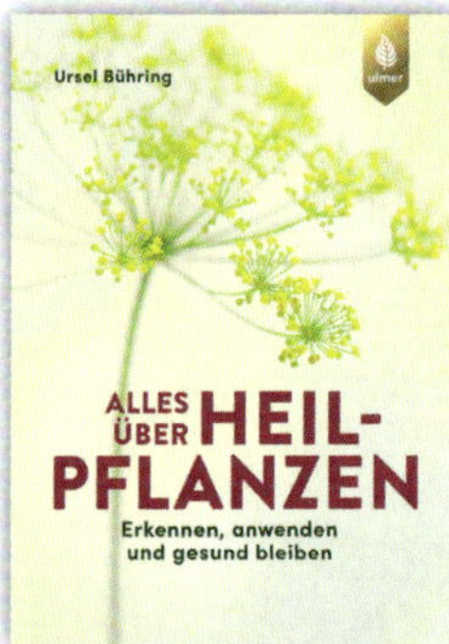

ISBN 978-3-8186-0410-3

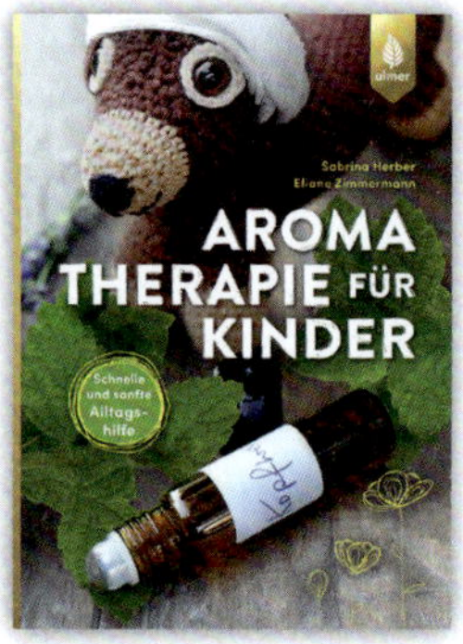

ISBN 978-3-8186-0070-9

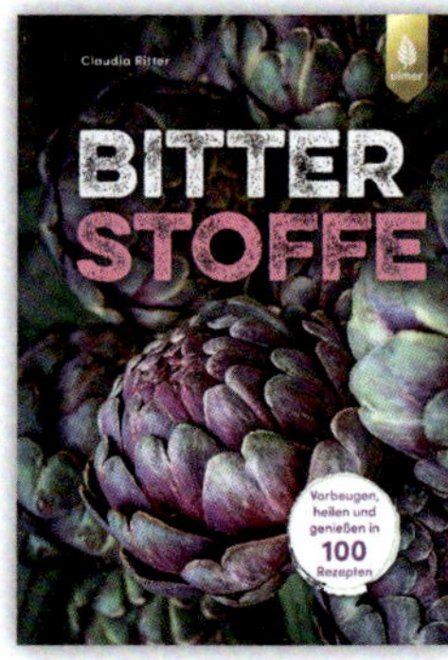

ISBN 978-3-8186-1929-9

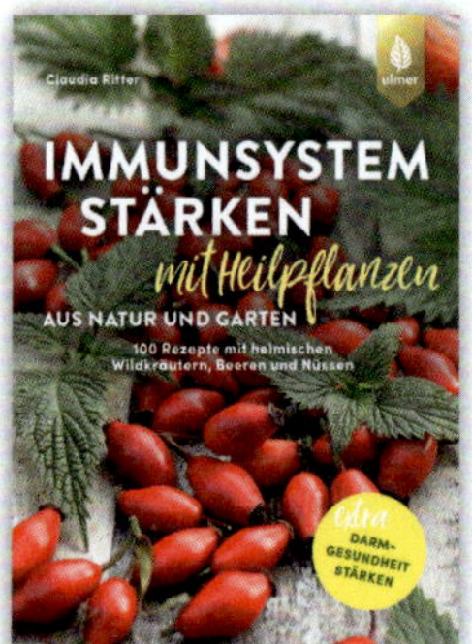

ISBN 978-3-8186-1631-1

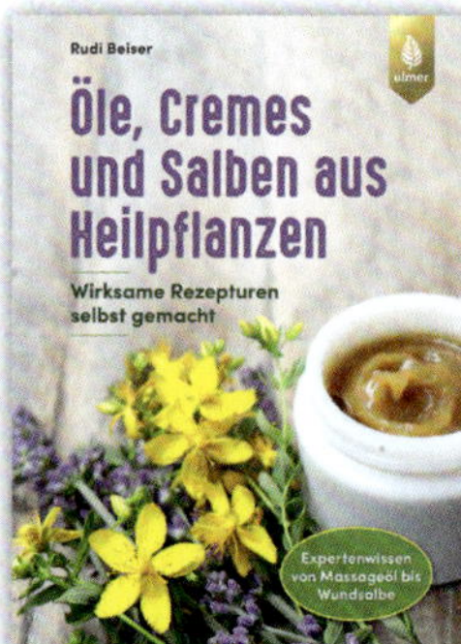

ISBN 978-3-8186-0976-4

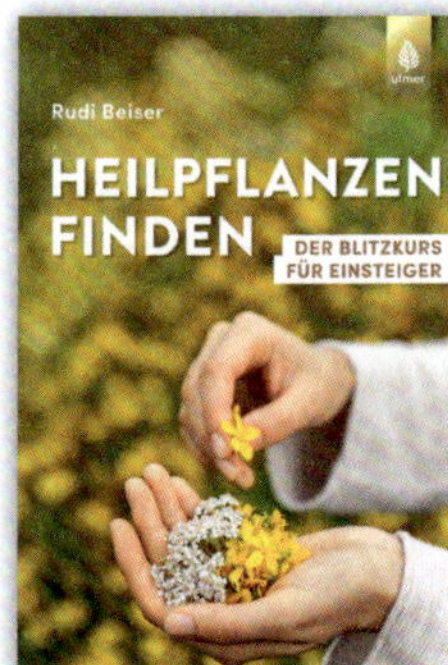

ISBN 978-3-8186-1290-0

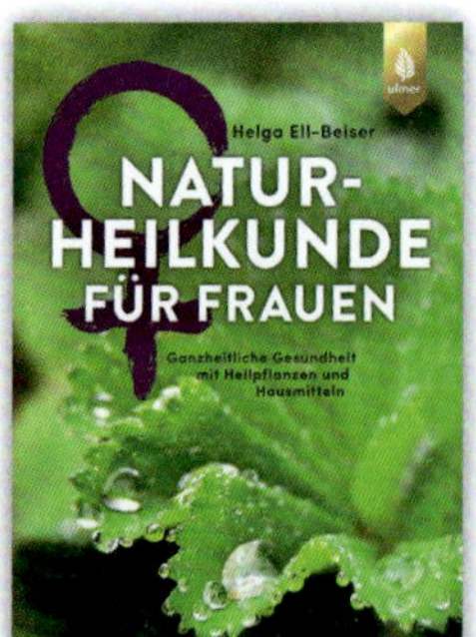

ISBN 978-3-8001-0859-6

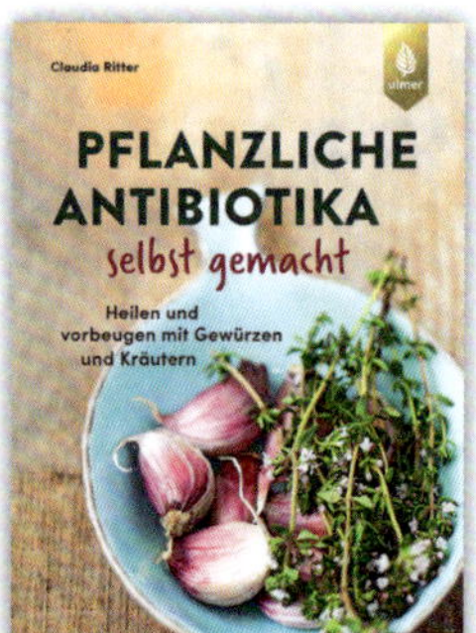

ISBN 978-3-8186-2354-8

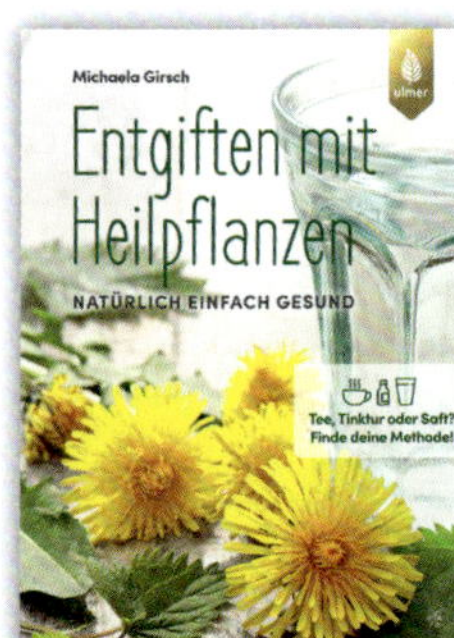

ISBN 978-3-8186-1451-5

Mehr Inspiration gefällig? Dann gehen Sie auf Entdeckungstour!
Über 1.600 Bücher sind über den Buchhandel oder portofrei unter www.ulmer.de erhältlich.